Dr.Hu

胡建夫 ◎著

胡醫師教你遠離 富貴病

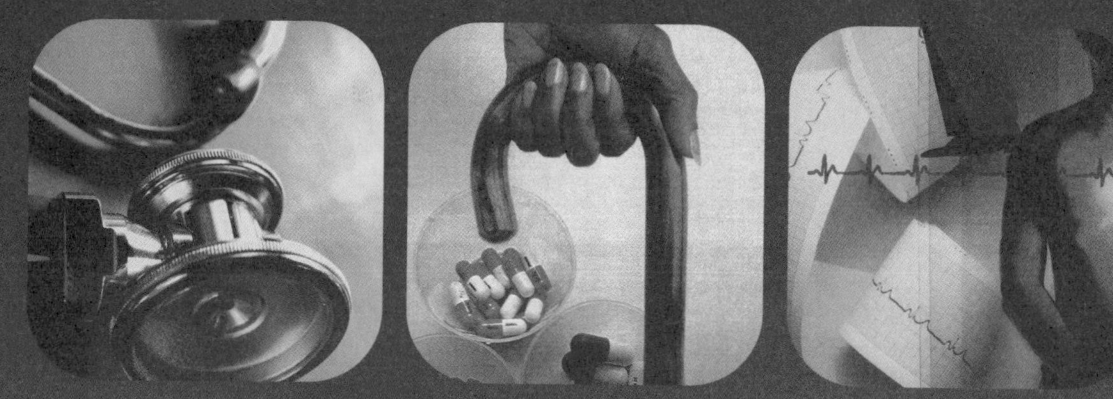

原書名：只要富貴不要病

前言

每個人都希望自己健健康康地去享受生活，體會生命的快樂。然而事事不盡如人意，在你長年累月地坐在電腦前工作時，在你每天大魚大肉、吃喝無度，甚至「厭厭夜飲，不醉不歸」時，在你的生活節奏越來越快、心理壓力越來越大、長久得不到釋放時，健康就開始「罷工」，一些疾病會不聲不響地找上門來。一開始你可能沒有感覺，但是慢慢地，你的血壓升高、血糖不穩、體重增加、心臟變得脆弱……

這些病症成為困擾現代人的主要健康問題，它們不請自來，揮之不去，讓人體陷入富貴病的苦惱中，隨時都會引發致命的危害。

難道富貴了就一定會生病嗎？反思一下自己的生活方式，你會有驚人的發現：飲食中不注意節制和搭配，很容易造成營養過剩；過多地追求「高品質生活」，帶來了運動不足和環境污染；而過度的心理壓力讓人精神緊張，最終成為疾病爆發的導火線。生活中這樣的例子比比皆是。

T是軟體公司的程式設計師，因工作關係常常加班到深夜，早上起得較晚，早餐常常沒有吃。中午為了趕工作，他在公司吃速食，這類飯菜油多、鹽多、味精多，經常吃對身體健康極為不利。晚上他為了「犒賞」自己，常常約朋友一起大吃大喝。這種日子久了，T經常感到身體不舒服，又是腹脹，又是便秘，還常常失眠，記憶力也隨之降低了。同時，他的體重直線上升，沒過多久就成了一個大腹便便之人，加入了肥胖的行列。

當前，肥胖患者越來越多，而且低齡化趨勢明顯。肥胖可怕，但更可怕的是肥胖常常併發高血壓、糖尿病、冠心病、高血脂。這五種疾病共同作用，成為導致現代人死亡的罪魁禍首，被稱為「死亡五重奏」。

現代人在不停地尋找美味「蛋糕」時，卻失去了享受美味的機會。如何在享受富貴生活時，又能擁有健康的身心呢？答案就在《只要富貴不要病——跟富貴病說拜拜》這本書中。它不僅是預防富貴病的寶典，更是富貴病患者擺脫病痛的秘笈。

在書中，你將看到以下這些科學、實用的指導方法：

糖尿病患者早晨空腹時進行運動訓練，或參與激烈的運動，會發生低血糖；瑜伽運動可以排毒健身，卻不適合高血壓患者。

人人都知道午睡益於恢復體力，可是體重超過20%的肥胖者午睡要小心，因為午睡會使血液黏稠度增加，易導致血管堵塞。

「飯後吃水果，醫生遠離我」。這是多年來人們的健康共識，可是飯後立即吃水果，會影響食物吸收。而且晚飯後吃的水果糖分太高，像桂圓龍眼、葡萄，容易讓身體發胖，導致富貴病發生。

有人認為生活空間與血壓無關，可是房間的顏色會影響到血壓變化，因為顏色會影響人的情緒。例如，紅色和深藍色可使血液循環加快，脈搏增快，對血壓穩定不利。

……

如果想看更多更實用的訊息，請耐心將本書讀完。它將告訴你如何從早到晚，從春到冬，從點點滴滴的生活方式開始，避開錯誤點，樹立正確的養生觀念，掌握有效的方法，打造富貴健康的生活。

這本書從飲食、運動、心理、生活習性、中醫保健、用藥、居家環境等各個方面入手，科學系統地向讀者講述了富貴病的預防和治療方法。富貴病並不可怕，只要改變個人的不良生活和工作習慣，調整飲食結構，堅持運動，適時放鬆壓力，定期檢查身體，就會留住「富貴」告別「病」，讓健康常伴身邊。

前言 002

Chapter 1
富貴養尊自古乃百病之源
第一節 富貴真的會生病 008
第二節 富貴之病猛於虎 011
第三節 富貴病死亡五重奏 014
第四節 遺傳——富貴病的發病之源 019
第五節 營養過剩——富貴病發病的催發劑 021
第六節 缺乏運動——富貴病發病的溫床 025
第七節 富貴病在「升級」 027
第八節 富貴時代，你病了嗎？ 029

Chapter 2
健康飲食乃預防富貴病之本
第一節 飲食是門學問 034
第二節 五穀雜糧吃出健康來 039
第三節 杜絕隱形殺手 044
第四節 小心甜蜜之病從口入 048
第五節 讓脂肪燃燒起來 055
第六節 吃吃喝喝降血壓 060
第七節 高血脂了吃什麼 065
第八章 美食新病數痛風 069

Chapter 3
調整心態乃杜絕富貴病之基
第一節 給富貴裝上「防火牆」 074
第二節 學會減壓和排解憂鬱才是長久之計 080
第三節 工作別太累，勞逸要結合 089

Chapter 4
適當運動乃遏止富貴病之要
第一節 與健康運動做朋友 094
第二節 散步是一劑特效藥 098
第三節 跑掉一身贅肉 103
第四節 多流汗，防治「三高」狼狽為奸 109

Directory

第五節 瑜伽療法排毒健體 112

第六節 太極拳「調情」養身 117

第七節 健身操人人適宜 121

Chapter 5 醫學治療乃治療富貴病之根

第一節 富貴用藥需慎重 126

第二節 保健品不是萬能的 131

第三節 激素類藥物害處多 137

第四節 聯合用藥是萬全之策 142

第五節 藥物為主，謹防副作用 145

第六節 手術療法，需要重新認識 148

Chapter 6 家庭起居乃根除富貴病之魂

第一節 現代不良生活習慣是健康殺手 152

第二節 早餐要吃好 158

第三節 午睡不可少 163

第四節 晚飯過後「腎」重要 169

第五節 子夜時分養肝血 174

第六節 不可過分「臭美」 180

第七節 遠離「高品質」生活空間 184

第八節 自然療法是個寶 188

Chapter 7 中醫、中藥乃養生保健之寶

第一節 中醫論人體 194

第二節 勤洗腳，多泡澡 198

第三節 找對穴位勤按摩 202

第四節 針灸、火罐要常備 210

第五節 偏方治大病 214

第六節 從早到晚防病賊 218

第七節 一年四季重養生 224

第八節 生活富貴了，身體健康了 229

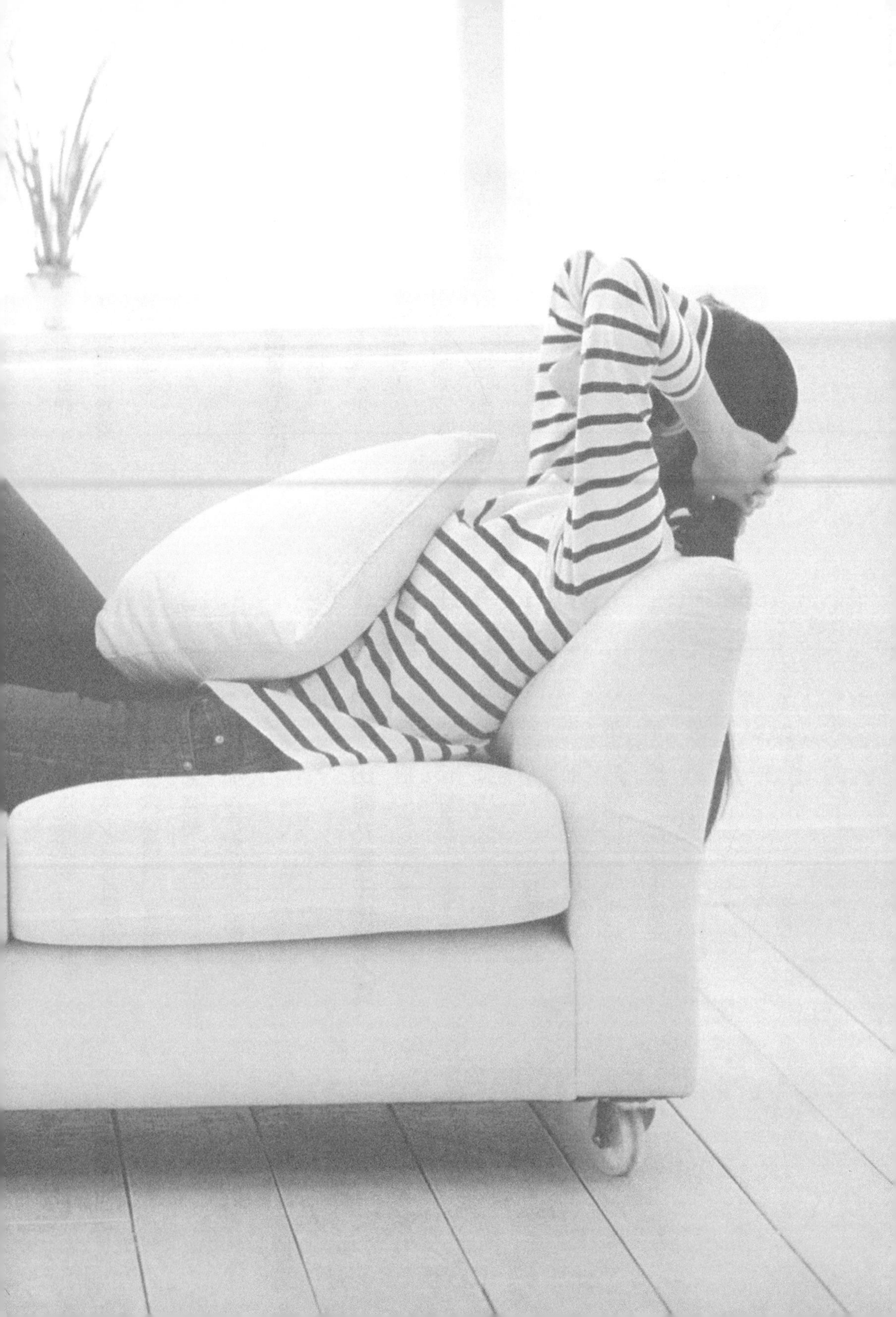

Chapter 1

富貴養尊自古乃百病之源

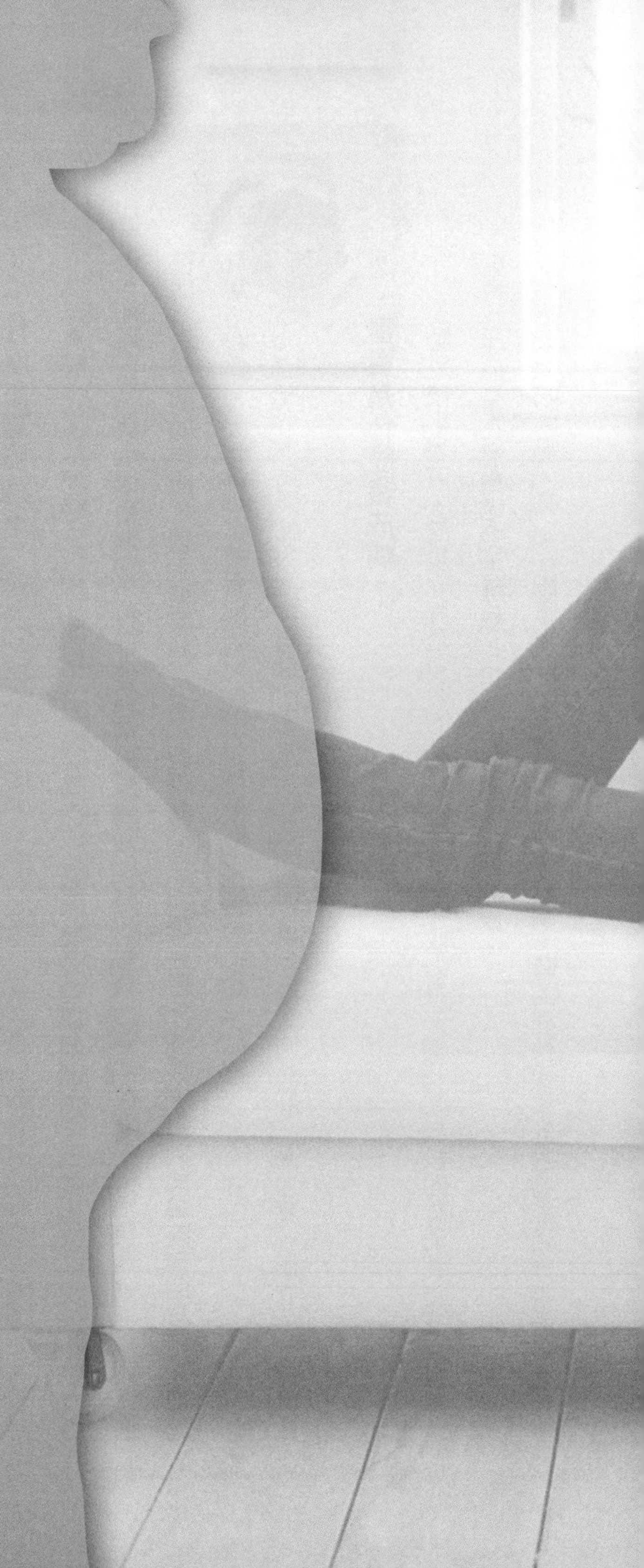

第一節 富貴真的會生病

眼下，不少人常常將「富貴病」掛在嘴邊，更有許多人身染此疾，飽受折磨。可是細究之下，「富貴病」是什麼病，又是如何患上的，卻不見得幾個人能夠說清楚。

1、什麼是富貴病？

富貴病，又被稱為「現代文明病」。物質生活日益發展，健康問題隨之凸顯出來，由於人們往往過多地進食、缺少運動鍛鍊，對營養物質吸收過多，導致營養過剩，加上環境污染，進而出現了各種與富裕有關的疾病，如「糖尿病」、「冠心病」、「肥胖症」等等。由於此類疾病的發生多與物質富裕有關，因此得了一個好聽的名字——富貴病。

一般情況下，我們說的富貴病包括高血脂、糖尿病、冠心病、脂肪肝、高血壓、肥胖症、痛風。

2、富貴為什麼會成病？

人體是個小宇宙，能量守恆是運行的基礎。當人類吸收大量營養，又無法即時消耗這些能量時，就會造成能量在體內過多地堆積，也就影響到了身體健康。

每天大吃大喝，甚至「厭厭夜飲，不醉不歸」，只圖一時的痛快而不顧身體能否「消受」得起，天天如此，身體無法承受時，健康就開始「罷工」，痛苦隨之產生。這樣看來，吃喝無度是造成富貴病的罪魁禍首。

與之相對的是，現代生活讓人們失去了很多運動機會，高度的資訊化，使網路早已成為人們生活不可或缺的一部分。電子商務、電子政務、網路遊戲充斥著人們的工作和生活中的每一個環節，無論路途遠近，哪怕只有三五步之遙，都不肯挪動半步。即便出門，也有車相伴，一天到晚幾乎沒有活動的時間。在這種生活方式下，人體消耗的熱量大大減少，熱量就會存積體內，久而久之，使身體發胖，增加富貴病發生率。

另外，物質文明發展，使得生活節奏加快，緊張的工作使生活沒有了規律，人人猶如上緊發條的時鐘，不停地轉動著、忙碌著。由於競爭壓力過大，如果沒有即時進行心理調整，整天為工作奔忙，而無暇顧及身體，雖然在工作上為自己贏得一方天地，健康卻不知不覺走下坡，進而導致身心損害。加上抽菸、酗酒等惡習，以及環境惡化、大氣污染等影響，引起免疫系統的損傷，自身抵抗力降低，富貴病趁機找上門來也就不足為奇。

有位三十多歲的行銷主管，承擔著工作量極大的銷售任務，就像一台永不停止的機器，奔走於世界各地，一個城市接一個城市地跑，從來沒有時間坐下來安靜地吃頓午飯。漸漸地，他的存款逐日增加，一家人住進了豪華的住宅區，為此他十分驕傲。可是同時他也不得不面對一個現實，自己時常感到胸悶、氣短、心悸。一開始，他沒有當回事，心想自己還年輕，不會有問題。可是有一天，他不停地冒虛汗，實在堅持不住，才去醫院體檢，結果發現自己已患上了冠心病。

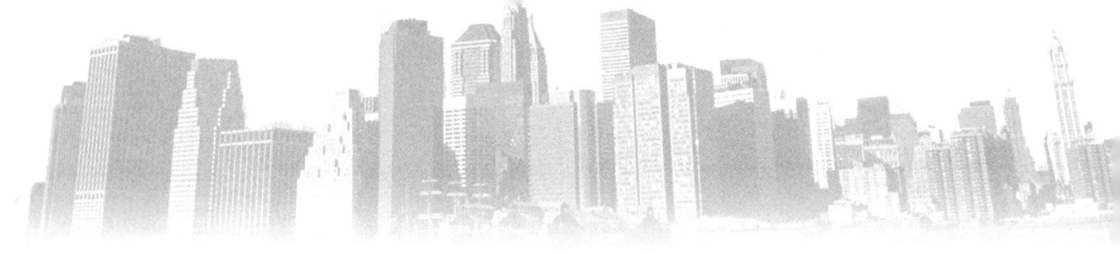

像這位先生一樣，在公司是骨幹，在家庭是支柱，既要忙於工作，又要處理家中的細小瑣事，為了生活而忙於拼命的人大有人在。這些人白天緊張地工作，精神壓力非常大，晚上和節日、假日也得不到休息，需要參與大量社會活動，久而久之，就會潛伏下健康危機。

健康標籤

健康的生活習慣：1.不吸菸；2.不過量飲酒；3.每天吃早餐；4.每天保持平均7～8小時的睡眠；5.均衡飲食；6.保持標準體重；7.每天堅持運動；8.每天保持平和的心態。

如能達到上述7至8項者，則有良好的生活習慣；達到5至6項者，生活習慣為一般；而只能達到4項及以下者，則為不良的生活習慣。

第二節 富貴之病猛於虎

富裕生活帶來了健康危機，使富貴病呈現蔓延之勢。這絕不是危言聳聽，下面一組資料會讓你大吃一驚：目前台灣已有近四百萬高血壓患者，九十萬糖尿病患者，一百七十五萬人被診斷患有高血脂，五百萬人患有脂肪肝。

富貴病不僅發病率高，而且發病速度持續上升。比如肥胖症，是十年前的一倍多，很多地區已經超過人口總數的10％，直追患肥胖症最多的美國，達到25.3％。

據美國衛生機構調查預測，2000年之後出生的人中，三個人中會有一人患糖尿病，患病率會達到30％以上。不管這一預測是否準確，都在提醒人們糖尿病急遽增長的趨勢。而且更為可怕的是，隨著患病人數的增長，患者年齡也越來越小，青少年糖尿病的患病人數已佔糖尿病患者數的5％。

1、富貴病的影響

快速增長的發病率給富貴病蒙上了可怕的陰影，讓所有人陷入健康風險中。諸如高血壓，不僅可引起心血管疾病，由於動脈硬化，還會使下半身血流減少，影響男性功能；高血脂可引起動脈血管內皮脂質沉著，發生粥樣硬化，出現心、腦疾病；過重的體重讓人生活不便，還會誘發糖尿病、高血壓等併發症，引起精神上的負擔，進而發生心理疾病。

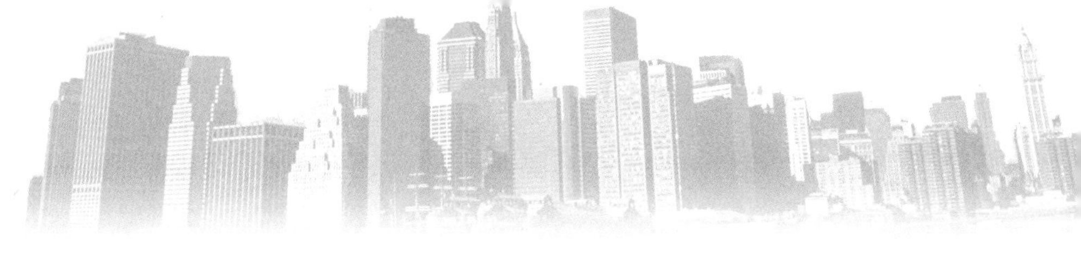

有人曾經這樣說，「現代快節奏的人們永遠在尋找著『乳酪』，而永遠無法蹺起二郎腿去享受『乳酪』的美味。」這句話說明了現代人生活的無奈。長期緊張的生活，導致身心疲勞，看起來似乎微不足道，一時對身體也沒有太大的影響，然而長此以往，人體出現精神委靡、倦怠、煩躁不安、失眠、多夢，以及心悸、胸悶、腰痠背痛和性功能障礙等症狀，繼而引發高血壓、冠心病和癌症等病。

富貴之病猛於虎，嚴重威脅身體健康，而且一旦患了富貴病，就陷入長期服藥的狀態中。實際上，富貴病之所以得名，與此也有關係。長期服藥，必然是一筆大開支，需要一定經濟條件支撐。因此有人說只有富貴人家才可以養得起這種病。如果這樣的話，富貴病就陷入惡性循環之中，為了養病必須拼命賺錢；拼命賺錢又會加重病情。

2、富貴病的潛在危害

更令人擔憂的是，很多人深陷其中卻不自知，這給富貴病的防治帶來了很大的難度。生活中，很多人都是處於富貴病邊緣狀態的，比如亞健康者，他們非病非健康，卻時常出現頭痛、頭暈、失眠、疲勞感、精神委靡、食慾不振等種種不適，可是這些症狀又無法透過藥物進行治療。如果這部分人群不注意自己的生活方式，很快就會成為富貴病患者的一分子。

有一項調查資料可以說明這一問題，在人類平均壽命為72歲的今天，那些亞健康的好發人群，諸如白領階級、管理人員等，平均壽命只有58歲。他們未老先衰，甚至過早地失去生命，無不與富貴病有關。

健康標籤

冠心病的警鐘：1.勞累或緊張時，突感胸骨後或左胸部疼痛伴隨出汗或放射性肩、頸或手臂疼痛；2.吃寒冷或刺激性的食物會出現心悸、胸痛；3.體力活動或上下樓梯會感到心慌、氣短、胸悶、呼吸困難和疲勞等；4.經常有脈搏不整，脈搏過快或過慢現象；5.睡覺低枕會有胸悶、憋氣之感。

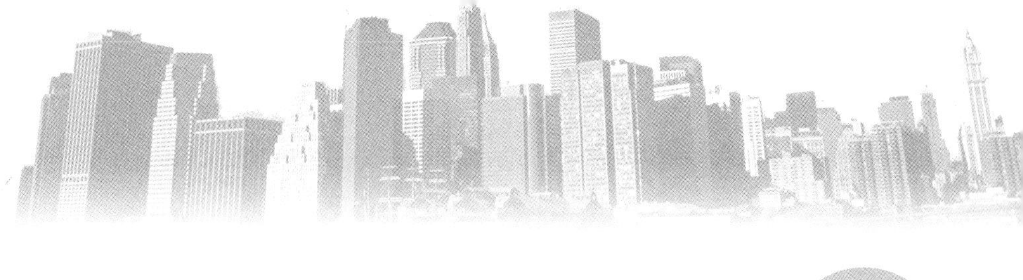

第三節 富貴病死亡五重奏

富貴病除了直接影響健康外，其最大的危害就是多發性。臨床上，26％的肥胖者容易患上高血壓，繼而出現糖尿病、冠心病、高血脂等。這五種疾病共同作用，成為導致死亡的最大誘因。為此醫學界把肥胖經常伴有的高血壓、糖尿病、冠心病、中風、血脂異常症合稱為「死亡五重奏」。

多種富貴病同時纏身，會增加死亡機率。比如高血壓、糖尿病是心、腦血管疾病的高危險因素，當這些因素同時在一個人身上出現時，容易引起動脈粥樣硬化，動脈血管變狹窄，甚至形成血栓引起堵塞。堵塞會發生在全身各個器官組織中，當出現在心臟中時，會引起心肌梗塞；出現在大腦中時，會引起中風；出現在周圍血管中時，會加重腎臟、其他器官的併發症，導致腎病變或視網膜病變。

混合發病導致死亡的機率是單純性患者的2至3倍，這一結果讓我們不得不先來瞭解富貴病的各種情況。

1、高血壓

高血壓，與我們平時說的「血壓高」不是一回事，指的是在靜息狀態下，動脈收縮壓或舒張壓增高（大於或等於140/90毫米汞柱），常伴有脂肪和糖代謝紊亂，影響心、腦、腎和視網膜等器官，造成功能性或器質性的改變的全身性疾病。

高血壓的發病原理極其複雜，與遺傳、年齡、性別、飲食、職業與環境，以及吸菸、酗酒、肥胖等諸多因素有關。高血壓危害極大，總是「高」不單行，與多種「富貴病」攜手同來，比如，高血壓和高血糖、血脂紊亂和肥胖這四類疾病大都會結伴而行。

高血壓不僅危害大，潛伏性還很強。研究發現，只有30％的患者知道自己罹患高血壓，就是說，70％的人身患高血壓，自己卻不知道。許多人往往同時發生了多種富貴病時，才注意到高血壓，為防治富貴病埋下了禍患。

2、高血脂

人體血漿中含有人體所需的脂質成分，也就是血脂，它包括脂肪和類脂。進食中脂肪太多，平時又不注意運動，會使得血脂升高，同時，嗜菸、酗酒也會引起血脂上升。

血脂過高，會讓血液黏稠，並堆積血管壁發生動脈粥樣硬化，危害心、腦健康，這就是高血脂。由於高血脂對人體的損害多是長期的，且十分隱匿，往往在早期不為人重視。但是高血脂能夠直接加速全身動脈粥樣硬化，要知道全身各重要器官都是靠動脈進行供血和供氧，故而會導致嚴重的後果，如心腎功能衰竭等。

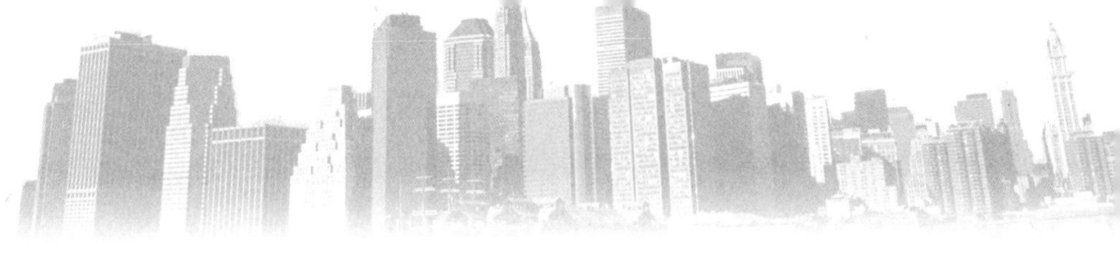

3、冠心病

冠心病是冠狀動脈性心臟病（CHD）的簡稱，是由於冠狀動脈狹窄、供血不足，引起的心肌機能障礙或器質性病變，故又稱缺血性心肌病（IHD）。冠心病是一種最常見的心臟病，病因卻相當複雜，一般情況下與高血壓、高血脂、糖尿病、內分泌功能低下及高年齡，吸菸、飲酒、少運動和環境等因素有關，因此也被列入富貴病隊伍中。

現在世界上心血管疾病的死亡率遠遠超過了其他疾病，成為威脅人類健康的「第一大殺手」。全世界每三個死亡的人，就有一個人是死於心血管疾病，預計到2020年，全球心血管疾病死亡率將增加至50％。冠心病做為心臟病之一，危害性可見一斑。

4、糖尿病

糖尿病是胰島素代謝紊亂導致的疾病，其病因與遺傳、生活方式關係密切，表現為「三多一少」，即多飲、多尿、多食和體重減輕，嚴重者會發生心血管、眼睛及神經系統的併發症。如不即時進行有效的治療，就會引起人體多個系統的損害。

糖尿病是一種典型的現代生活中的富貴病，越是發達的國家，發病率就越高，至今發病原因尚未完全闡明，多年的臨床研究，認為糖尿病是一個多病因的綜合病症。隨著人們體力勞動的減輕和生活水準的提高，社會人口老化，以及肥胖人口的增加，糖尿病的發病率增長很快，且呈逐年上升的趨勢。

5、脂肪肝

近年來，患脂肪肝的人越來越多，有的人重視，有的人卻不當回事，也許有人會問，那脂肪肝到底算不算病呢？其實，脂肪肝就是由於各種原因引起的肝組織內脂肪過多堆積的一種病變。一般來說，正常人肝組織中含有少量的脂肪，其重量約為肝臟的4～5％，如果因為某種原因而超過肝臟重量的10％或15％，就是脂肪肝。

隨著飲食結構的改變，不良生活方式加劇，脂肪肝成為繼高血壓、糖尿病、心血管疾病之後，出現的又一個「富貴型疾病」。脂肪肝大多是慢性的，起病慢、隱匿，並且病程長。由於早期無明顯的症狀，常常耽誤了醫治，延誤了病情。

肝臟是人體最大的化工廠，承擔著分解、合成、解毒以及脂肪代謝等重要功能，保持著人體內的動態平衡，換句話說，人體如沒有肝臟，就沒有了生命，一旦肝臟受到損害，健康也就無從談起。當肝臟中堆積過多脂肪時，自然影響正常生理功能，時間久了，會轉變為肝硬化，還可能發展成為肝功能衰竭，增加癌變機率，直至威脅生命。研究發現，五十歲以下的脂肪肝患者壽命會縮短四年，五十歲以上的患者壽命會縮短十年。

現在，脂肪肝的患病率在逐年上升，僅次於病毒性肝炎，已成為第二大肝病。而且發病年齡趨向低齡化，處於事業巔峰的三、四十歲的人成為主要患病對象，諸如白領階級，由於平時工作壓力大，經常熬夜，無規律的工作、生活和行為習慣，極易引起脂肪沉積於肝臟，進而引發脂肪肝。

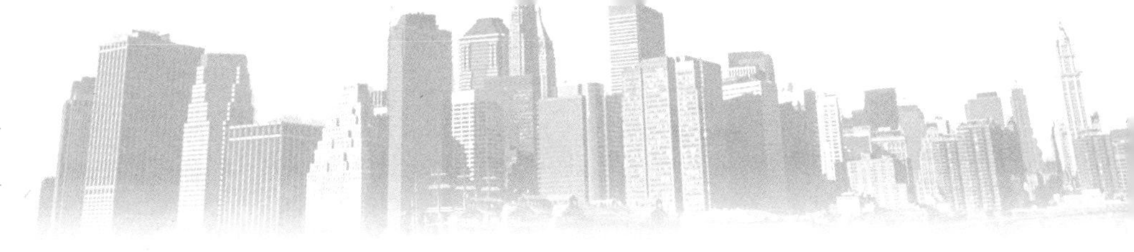

從上述幾種疾病來看，它們往往會同時發生，成為危害健康的「聯盟體」，這也表現出富貴病的鮮明特色。實際上，生活中我們所說的「富貴病」遠遠不只上述幾種，由於不良生活習慣影響，諸如生活節奏加快、緊張的人際關係、吸菸、酗酒、缺少運動、不合理的飲食結構，以及不良環境和遺傳因素等，都可誘發多種疾病，這些疾病無不是「富貴病」的一員。

「富貴病」越來越多，時刻危及著人們的生活品質。如何預防富貴病，與富貴病說拜拜，就成為現代健康保健最為關心的話題。

下面我們就從富貴病的發病原因入手，逐一揭開富貴病的神秘面紗。

健康標籤

標準體重的測量方法：男性體重（公斤）為：（身高（公分）－80）×0.7；女性體重（公斤）為：（身高（公分）－70）×0.6。

第四節 遺傳——富貴病的發病之源

遺傳是決定人體健康狀況的基石，對富貴病自然也有一定的影響。例如高血壓，就屬於多基因的遺傳性疾病，透過對高血壓患者的家庭調查發現，父母親為高血壓患者時，子女患有高血壓的機率會高達45%，父母一方是高壓病患者的，子女患病機率僅為28%，當父母親血壓都是正常的，其子女患高血壓的機率會很低，僅為3%。

透過這一結果我們得出結論，遺傳因素對人體的健康有著決定性的作用，也可以說遺傳因素是多種富貴病的發病之源。那麼，遺傳因素到底有多大的影響呢？

以常見的冠心病為例，具有明顯的家族傾向，如果父母親其中一人患有冠心病，子女患冠心病的機率就是雙親正常者的兩倍；若父母親都患有冠心病，其子女患病率就是雙親正常者的四倍；如果父母親早年患有冠心病，其子女的患病率比雙親正常的子女則高出5倍。更值得注意的是，父母親如在五十歲以前曾得過心肌梗塞，子女患冠心病的危險性就會更大。

但是，有家族遺傳史並不一定會發病，關鍵在於遺傳因素是否與危險因素相結合，只有兩者共同作用，冠心病患病率才會增高。

如果人們瞭解了不良生活方式對健康的危害，進行有效的預防，即使具有家族遺傳史，患病的機

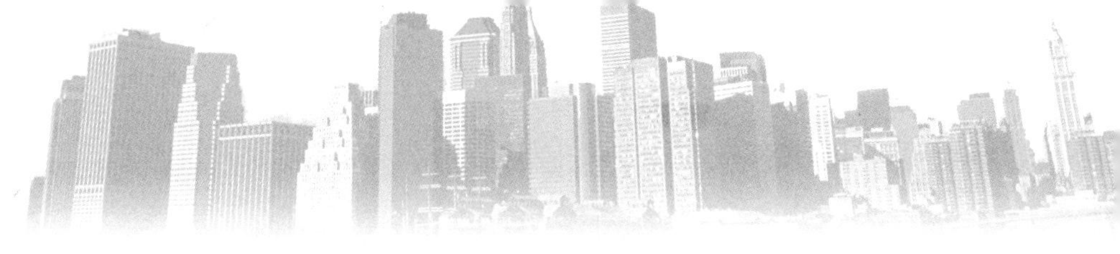

率也會下降，這就是在臨床醫學上及流行病學上所說的「一級預防」措施。

美國是世界上冠心病高發的國家之一，從家族或是遺傳進行衡量，冠心病家族一定比其他地區的人多很多，發病率也應呈上升趨勢，但是，近年美國的冠心病的發病率反而出現下降趨勢。究其原因，原來美國人不以消極的態度對待冠心病受到遺傳影響這一事實，他們採取加強健康教育，改善飲食結構，增強體能鍛鍊，限制吸菸等措施，結果獲得了很好的效果。

可見，有家族遺傳因素不可怕，可怕的是採取消極的態度，不斷累積不良生活習慣。

健康標籤

當心絞痛發作時，應立即在舌下含服硝酸甘油1片或消心痛10毫克。服藥時可採用坐姿，最好在舒適的沙發或床上半臥位。一般用藥後，心絞痛患者的症狀都能很快緩解，如有條件的話可吸氧氣。

第五節 營養過剩──富貴病發病的催發劑

各種不良習慣中，不健康的飲食習慣是富貴病發病的催發劑。飲食是攝取營養的基礎，可是吃太多，人體不能消化與吸收，導致營養物質在體內堆積時，就會發生營養過剩，糖尿病、冠心病、高血壓等病症也隨之接踵而來。

一個健康的身體是由多方面所組成的，營養是健康的支柱和保證，沒有了營養，就無從談及健康，人們就會患各種疾病，甚至死亡。無論是人類，還是其他有生命的物質，都需要發育成長，就必須有營養的供給。那麼什麼是營養？為什麼會出現過剩呢？

1、營養來自於飲食

「營」，謀求之意，「養」，養生之道。所謂的營養就是謀求養生之道。時至今日，營養已經發展成為學科，稱為營養學。營養從何而來？人體怎樣才能得到合理有效的營養呢？

人體最主要的營養來源來自於飲食。「食」，即是吃，吃的好與壞，搭配的合理與否是影響營養吸收的關鍵，如果營養補充的不合理，就勢必導致營養狀況的不均衡，出現營養不足和營養過剩，兩者均有損於身體健康。所以，如何吃出健康是個大問題。

如果你有下面問題，就要考慮自己的飲食會引起營養過剩了。

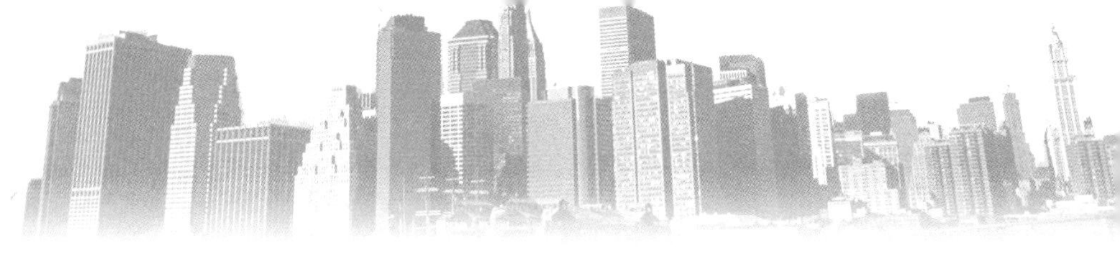

⑴不合理的飲食狀態，用餐時吃得過快或者時間過長，面對喜愛的食物難以控制食慾，造成進食量過大，吃得過飽。

⑵長期過量喝酒、大魚大肉和進食甜食等，一些呈酸性的食物如肉食、精製穀類等，過多、過量的食用，會造成人體內環境的酸性化，進而形成酸性體質，為各種疾病的發生提供了溫床。

生活中，美食、肉食往往具有極大誘惑力，讓人難以擺脫，被稱為「好吃的」，這些好東西無法入口，豈不是人生一大遺憾？其實，健康飲食，並非不吃這些東西，而是要加以控制；不要長期大量進食某一種食物，應採用多種食物相互搭配，保持營養均衡的觀念，這樣不僅可以使營養物質基本吸收，又能增強體質，提高免疫力。一旦打破了這種均衡的飲食結構，營養過剩就成為導致富貴病發生的一個導火線，所以要關心營養物質的攝取，維持充足合理的營養。

2、營養過剩的危害

人體大約需要六十多種的營養物質，其中碳水化合物、脂肪、各類蛋白質、維生素、無機鹽和膳食纖維以及水，被稱為人體必需七大元素。這些元素來自於各種食物，在體內必須保持一定平衡才利於身體健康。

以碳水化合物、脂肪、蛋白質來說，三者有一定的比例關係，如果飲食中碳水化合物的含量過高，而脂肪的含量又太少，人體很快就會有飢餓感，而且會增加體內維生素B群的消耗，並影響脂溶性維生素的吸收，如維生素A、D、E、K的吸收，所以人體要有一定量的脂肪，否則會引起各種疾病。

當人體攝取的營養不均衡時，常見的症狀如下：

(1)一旦飲食中脂肪過多，人體無法正常消化與吸收時，它們會沉積在血管壁上，引起動脈的硬化，導致心血管疾病。同時，太多的脂肪還可以誘發結腸癌、乳腺癌等多種病症。

(2)過多的糖類攝取，就會導致體內熱量過剩，極易引起肥胖、糖尿病、高血壓、心臟病，以及人體內各器官的老化等。

(3)過多的蛋白質攝取，破壞了體內營養素等物質的平衡，對鈣質的正常吸收有一定的影響，因與脂肪、碳水化合物三大營養素相互轉化的作用，使剩餘的蛋白質轉化為脂肪，人體就會發胖。

(4)過多的維生素攝取，會出現骨質疏鬆、高鈣血症及皮下出血等疾病，甚至會發生維生素中毒。

合理均衡的營養是指飲食中所含的營養種類要齊全，數量、比例要適當。總之，營養素的攝取應是廣泛的、全面的。

3、過多的營養進入人體，是如何引發疾病的？

關於這一點，我們從食物進入腸胃開始逐步探討。食物進入胃部後，需要消化才會吸收，吃太多

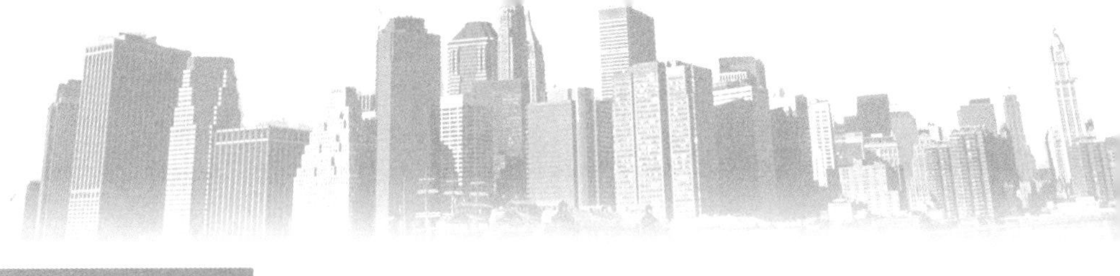

時，腸胃負擔加重，循環中的血容量增加。這時大腦中的血液減少，會出現暫時性相對缺血缺氧，影響腦細胞正常代謝。飽食一頓後，常常有昏昏欲睡之感，原理就在於此。

如果長期的過飽進食，腸胃道始終處於超負荷狀態，人的消化能力會下降，極易造成消化不良。同時，大量的脂肪、蛋白質進入人體後，無法即時代謝利用，只有儲存體內，時間一長也就造成營養過剩，引起肥胖。

吃得過多還會導致大腦早衰，誘發冠心病患者的心絞痛發作、膽石症、膽囊炎等，而這種誘發因素是一種被稱為纖維芽細胞生長因子的物質，在飽食後，大腦中的含量比飯前會增加數萬倍，它是引起腦動脈硬化的最主要因素。

避免營養過剩，必須改變在飲食上所呈現的高蛋白、高脂肪、高熱量、高糖、高鹽、低纖維、低維生素、低礦物質「五高三低」現象，才能有效防止富貴病的發生。

健康標籤

營養飲食：1.多樣化的食物，以穀類為主；2.多吃水果、蔬菜；3.以清淡少鹽為主；4.常吃奶類、豆類製品，以及蛋、禽、魚和瘦肉，少食葷油和肥肉；5.限量飲酒；6.食量要與運動量保持均衡，控制體重在標準範圍內。

第六節 缺乏運動——富貴病發病的溫床

相對富貴病來說，缺乏運動是一個獨立存在的危險因素。富貴病與營養過剩有關，而營養過剩又是如何造成的呢？簡單地說，就是吃的太多了，身體無法利用這些營養。看看身邊的肥胖人群，就會想到缺乏運動是致胖的主要原因之一。幾乎所有的肥胖者都不愛動，「動一動，喘三喘」，說明了肥胖者缺乏運動的情況。

人體缺乏運動不僅容易導致肥胖，還會讓身體「生銹」，變得僵硬。缺少運動時，人體的骨骼、肌肉不再靈活，大腦反應也會遲鈍，血液流通緩慢，身體缺血、缺氧，血管壁容易沉積脂肪廢物。這時心血管疾病應運而生，心梗、腦梗發生率急遽上升。

相反，適當的運動可以增加腦血管的血液流量，增加腦神經的神經介質，當運動後，分泌的這些介質就會增加，降低了血液的凝固性，減少腦血栓的發生機率。有助於控制血壓，降低血糖，控制體重等，使心肌梗塞患者再發心肌梗塞和心血管死亡的危險性降低25％；還有助於調節控制情緒，減少憂鬱和焦慮，改善生存品質。

運動對健康有許許多多的好處，對防治富貴病更具有獨特的作用。對富貴病患者來說，適當的運動可有著藥物治療所達不到的療效。以心血管疾病為例，過去患者死亡率、殘疾率比存活率、康

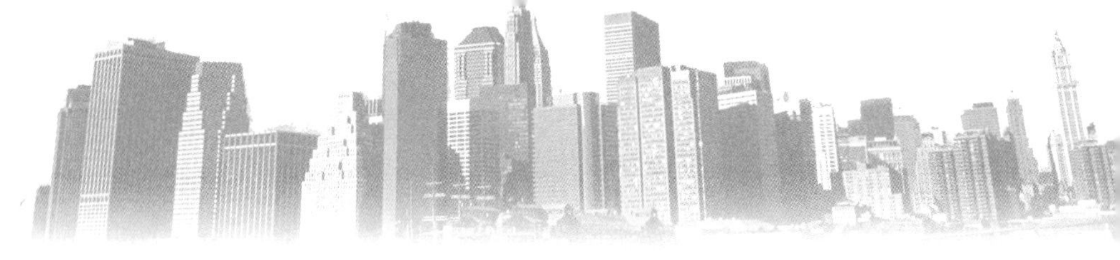

復率高出很多，可是在人們意識到運動對它的影響後，開始全面展開復建醫療。復建醫療的重點就是經常參加適當的運動和各種功能訓練，使病人已喪失的基本功能和生活自理的能力慢慢恢復。結果，這種治療方法效果奇佳，患者康復的機率大大提高，很多人甚至恢復了正常人生活。

健康標籤

運動要量力而為，循序漸進，堅持長期鍛鍊，最簡單的運動就是快步走，每天三公里，三十分鐘以上的運動，每週最少五天，運動強度以運動時心律達到170減去年齡為宜。最好是保持心律加快，身體發熱十五分鐘以上。

第七節 富貴病在「升級」

對富貴病的初步認識，讓我們發現富貴病往往不是單一的，而是多種誘因、多種併發存在，這種現象正是現代富貴病「升級」的一個警示。毋庸置疑，富貴病的發生、發展不僅在人數上有增無減，而且病因、病症也在不斷地複雜化。

1、發病年齡越來越小

走進醫院，你會為越來越多年輕人身患富貴病而驚訝。現在，八歲兒童患有糖尿病的例子已經不足為奇，這些孩子從小就患肥胖症，體重嚴重超標。肥胖本身是病，也是誘發多種「富貴病」的重要因素。

2、代謝綜合症

「代謝綜合症」，即胰島素抵抗綜合症，是現代富貴病的新特徵。患病者多數伴有高血壓、糖尿病、血脂紊亂和肥胖症四種代謝紊亂疾病，或者其中任何三種。代謝綜合症的發病機制是由於胰島素抵抗造成全身性的病理生理性的改變，危害極大，以心肌病變、中風、下肢壞死、視網膜病變和腎臟病變等為主要表現，還會導致大血管的病變，出現冠心病等症狀，極易引起心、腦意外等，死亡率較高。

3、具有家族和個人的聚集性

如果一個人患有「代謝綜合症」中的一種，其他三種就有可能在他身上或是家族的其他成員身上發生。也就是多種疾病會集於一身，或者會聚集發生，危險性非常大。需要注意的是，這些危險因素不是簡單相加，而是共同加劇，代謝綜合症的危險明顯增加，合併發病的死亡率會更高。

「升級」的富貴病提醒我們，對於代謝異常，控制體重才是最為重要的，遠比控制血壓、控制血糖和調節脂代謝紊亂的效果要好，臨床證明，有效減肥對控制代謝異常的成功率能達到50％。所以早期預防，從改變生活方式開始，進行針對性地治療，杜絕多種疾病並存於一身，有效地預防心血管疾病的發生是十分重要的，特別是當出現兩種以上的富貴病的一些症狀時，一定要即時到醫院進行檢查和治療。

健康標籤

「新富貴病」的高危險人群：1.一般年齡在40歲以上者；2.有心血管疾病家族史的人；3.有肥胖、第二型糖尿病、高血壓、血脂異常，特別是多項或代謝綜合症家族史的人；4.有心血管疾病、非酒精性脂肪肝、痛風、多囊卵巢綜合症及各種脂肪萎縮症的人；5.有一項或兩項代謝指標異常但不符合診斷標準的人。

第八節 富貴時代，你病了嗎？

當我們不得不提心吊膽地關心著富貴病時，已經踏入「富貴」時代的我們也不得不面臨一個現實：現代生活物質豐富、科技發達，人們完全有能力過著養尊處優的日子。那麼，這種日子會讓你生活幸福還是疾病纏身？這需要你從自身入手，看看是否會與富貴病交上「朋友」？

1、家族遺傳因素

自己是否繼承了上一代「富貴病」的遺傳基因，但這是不可改變的事實。

2、生活方式

(1)你每天是否堅持運動？

運動是一個循序漸進的過程，有句話說「貴在堅持」，就是要長期堅持適當的運動，這樣才會讓身體充滿活力，提高各器官功能，減輕和釋放緊張的工作和生活壓力。

(2)你的飲食是否達到均衡合理？

均衡合理是飲食健康的基本要求，「金字塔」飲食結構在一定程度上表現著各種營養成分在人

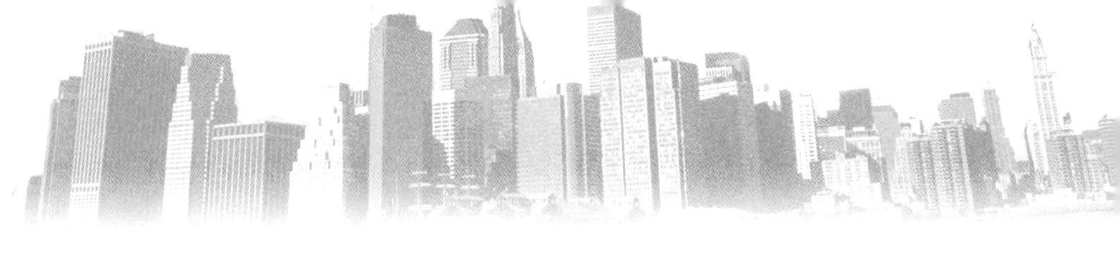

體中所處的地位和比例。這種金字塔的飲食結構，最底層為穀類，第二層是蔬菜和水果，第三層是動物性的食物，如魚、肉、蛋、禽等，第四層則是奶類和豆類，而頂層為油脂類。它們的比例由下至上分別為1:1:0.4:0.3:0.1，從這個結構中看出體內所需營養物質的比例，按照這個比例調整食物搭配，基本上就能達到體內的總體營養均衡。

(3)你的體重是否已經超標？

體重超標，即肥胖，是多種疾病的誘因，是現代富貴病的主要特徵。有一個簡單的方法可以讓你知道自己體重是否超標：正常成人男性腰圍大於90公分，女性腰圍大於80公分，就屬於肥胖人群。

(4)你是否還在吸菸、酗酒？

吸菸對人體的危害很大，可使心跳加快，血壓升高，還可使血液中的紅血球含氧量減少，血液的黏稠度增加，因此，吸菸可促發高血壓、冠心病、腦中風、肺癌或其他疾病，而吸菸者的肺癌發病率是不吸菸者的十倍左右，同時，吸菸還是冠心病患者發生猝死的最主要原因之一。

長期過多的飲酒是高血壓、冠心病和慢性肝病的主要誘因之一，也是中風發生的一個危險因素。同時也會使血壓升高，增加肝臟疾病，以及胃癌、心肌損害、猝死的風險性。

(5)你是否經常精神緊張？

憂鬱和煩躁的情緒是誘發富貴病的一個病因，如果不能放鬆自我，常常心理不平衡，發病率明顯提高。

從上面幾條原則出發，你可以對比一下，如果自己不幸具有家族遺傳史，而且生活中缺乏運動，飲食不夠合理，導致體重超標，還有吸菸酗酒的惡習，並且常常情緒緊張，那麼註定會與富貴病發展「友誼」。相反，如果你不具備上述特徵，或者雖有家族遺傳史，但生活規律，沒有不良惡習，富貴病也不容易與你為伍。

3、你是否出現潛伏症狀

當出現一些不適或者症狀時，可能預示著某種疾病的發生。比如工作生活如常，卻偶爾有輕度噁心、早晨起床關節不適、輕微疼痛，而且全身乏力、食慾下降，這時就要考慮是否是痛風前兆，應該到醫院檢查。如果確診尿酸偏高，有輕微痛風，應該即時診治，會發揮事半功倍的效果。

再有時常感到頭暈、耳鳴、煩躁、精力不夠集中、容易疲勞，多半會有高血壓發生。應該即時測量血壓，採取一定措施。如果這些症狀逐漸加重，並出現了手指麻木、走路時下肢疼痛，或者心慌胸悶，頸背部緊張，說明已經累及心臟，更要即時診治。

噁心嘔吐是常見的症狀，但是如果伴有頭暈、流口水，脈搏遲緩、血壓降低，而且厭油、上腹飽脹、乏力，就要考慮脂肪肝問題。脂肪肝早期無臨床症狀，患者感覺不明顯，為即時診治帶來很大困難。因此如果出現上述不適，症狀已經較為突出，應該趕緊採取措施。

還有一種情況，就是自我感覺健康，可是體重卻不知不覺下降。有些人追求苗條，認為體重下降

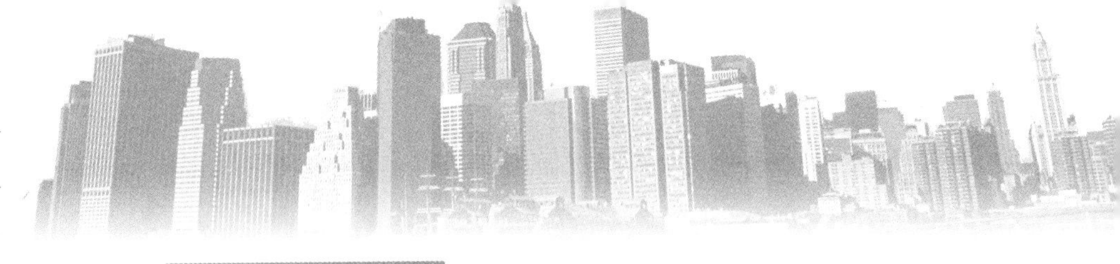

了沒壞處，可是這時往往還伴有吃得多、喝得多的現象。難道是身體消耗能力增強？這些人不僅體重下降，會出現餐前低血糖，飯前總感覺餓，不到吃飯時間就要吃點東西，不然會忍受不了。這兩種情況都在提醒你注意一個問題：是否血糖出現異常？糖尿病的典型症狀是三多一少，即吃得多、喝得多、尿得多，體重卻在下降。看見了吧！要是你有前面說的幾種表現，可要當心了。自我檢視糖尿病，還有一些蛛絲馬跡不可放過，比如皮膚搔癢，容易生疥瘡，或者腿上出現黑斑，老年人視力模糊，遠近都看不清楚；兒童吃喝不少，卻發育遲緩，都是血糖高引起了代謝紊亂的結果。

不管哪種富貴病，做好自我檢視，早一天診斷，早一天治療，都會即時遏止疾病蔓延的。

健康標籤

高血壓的致病因素：遺傳因素、吸菸、酗酒、肥胖、缺乏運動、過鹹或鹽多的飲食、情緒不穩或長期憂鬱和緊張。由於長期血壓增高，導致全身動脈硬化，增加血管阻力，造成心、腦、腎等損害或發生相關疾病，常見腦中風、心肌梗塞和腎功能衰竭。

Chapter 2

健康飲食乃預防富貴病之本

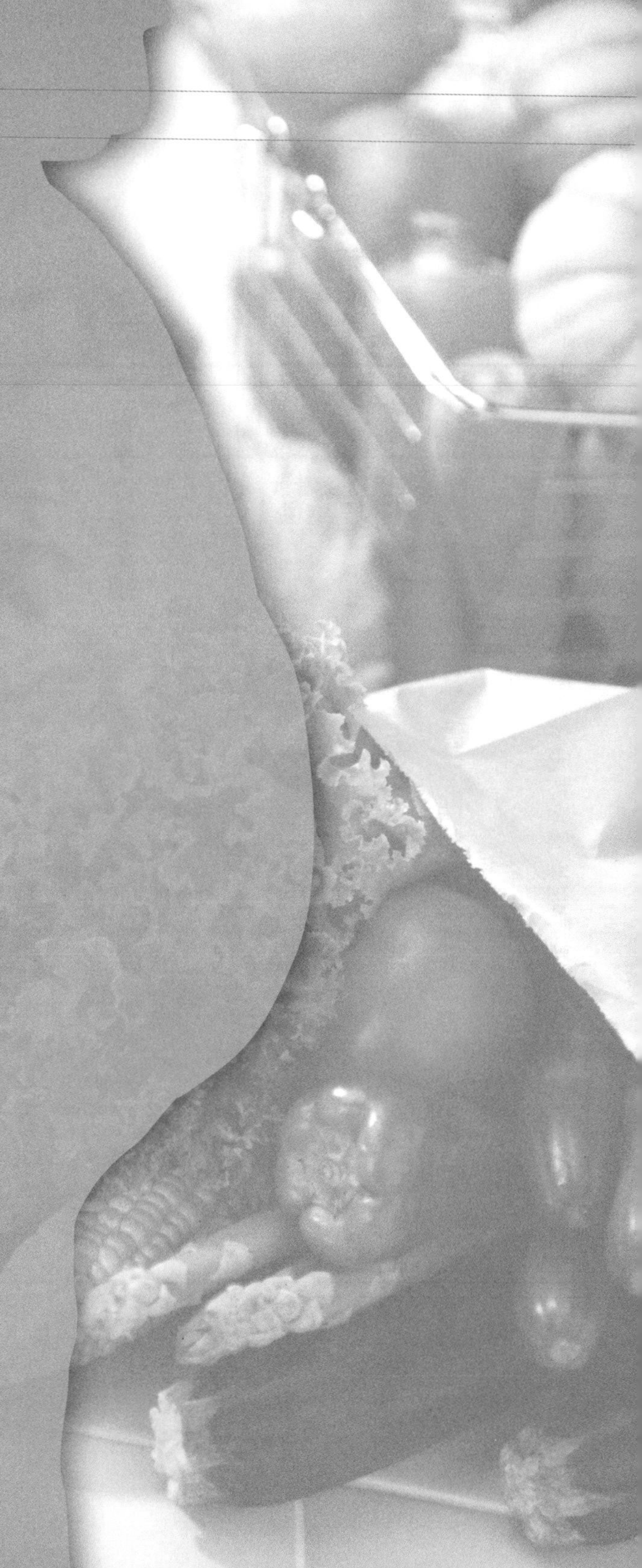

第一節 飲食是門學問

英國營養學家霍爾福德在《營養聖經》中寫道：「飲食和增補劑效果要好於藥物的效果。」這與《黃帝內經》中的「藥療不如食療，救治於後，不若攝養於先」是同個道理，都在強調飲食對健康的決定性作用。

從飲食入手，提升人體健康水準，才是預防疾病的根本。

1、一日三餐是健康基礎

一個身體健康的人，在人們看來，似乎吃什麼、怎麼吃都無所謂，只要吃飽就可以，可是一旦由於飲食不當，引起健康狀況不佳，飲食對人來說就顯得尤為重要了。一日三餐是人們生活中的大事，健康的飲食能提供人體生長、生存所需的基本營養物質，讓人們擁有強健的身體，保持充沛的精力。

長期生活在地中海沿岸的人，特別是希臘人，壽命都比較長。這引起了醫學界的關注，經過調查發現，當地人很少吃肉，以橄欖油為主要烹飪油，日常飲食以穀類、蔬菜為主，而且經常食用各種豆類。這種傳統的飲食方式，被稱為「地中海模式」飲食結構。地中海沿岸的人透過合理的飲食吃出了健康和長壽，其中蘊含的科學道理也成為人們爭相瞭解的祕密。

2、平衡、合理的飲食最健康

二十世紀五〇年代，美國醫學家曾對朝鮮戰爭中一批戰死的士兵進行過解剖研究，其中既有美國士兵，也有朝鮮士兵。結果他們發現美國士兵的動脈硬化程度遠比朝鮮士兵的嚴重，這是怎麼回事呢？醫學家一致認為，美國人從小就吃牛排、乳酪，這種高熱量、高脂肪飲食，比起朝鮮人以穀物為主的飲食，更容易引起高血脂，也就容易發生動脈硬化。

還記得營養飲食「金字塔」嗎？均衡飲食，以五穀雜糧為基礎，蔬菜和水果充足，奶、魚、肉、蛋搭配，控制鹽和油的用量，才是健康的飲食。在傳統的飲食中，人們一直信奉「可以一日無肉，不可一日無豆」、「青菜、豆腐保平安」，這些觀念不但沒有過時，相反，在富貴病爆發時代，更值得提倡。

當然，健康飲食除了營養攝取均衡外，合理安排飲食也很關鍵，這就是：早餐必不可少，午餐要吃好、吃飽，晚餐時間不可超過九點。如果飲食結構均衡，又能合理安排一日三餐，相信吃出健康不在話下。

3、不正確的飲食方式有多少

飲食學問中，必須瞭解哪些是不正確的飲食習慣，才能加以糾正和改善。

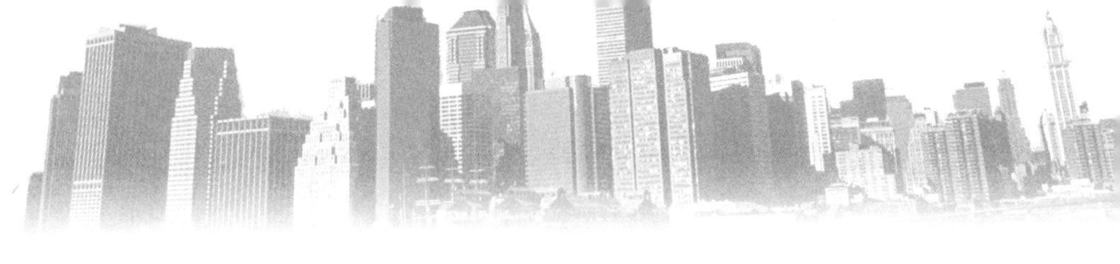

(1)不規律飲食

人類長期養成的一日三餐的習慣，受自身「生理時鐘」的控制而發出的飢餓訊息，如果到了進食的時間還不進食，胃會對自身進行「消化」，損傷胃黏膜；如不到進食時進食，輕者無胃口，吃不下，重者會產生厭食感，減少消化液的分泌，影響消化功能。因此，不按時吃飯，對身體百害無一利。

(2)過、飽過量飲食

進食無度，會影響腸胃功能，使吸收和代謝紊亂，引起營養過剩，導致肥胖。

(3)挑食、偏食

有些人飲食挑挑揀揀，喜歡的多吃，不喜歡的從不過問，這種挑食、偏食會影響營養的攝取，長期偏食直接影響大腦發育和身體健康。

營養是多方面的，它不是單獨來自於某一種食物，如果長期偏食，體內的營養物質很難保持全面均衡。比如有人認為常喝牛奶就能保障營養供給，可是牛奶雖然含有豐富的蛋白質、鈣等營養元素，但缺少粗纖維。如果只喝牛奶，不補充含粗纖維豐富的蔬菜和水果，身體照樣不健康，會出現便秘、肥胖等病症。

當體內的一種成分偏多時，就會影響另一種成分的正常吸收和儲存，如體內糖或磷增多就會直接影響鈣的吸收和儲存，引起骨質疏鬆。因此，所有的食物不可多吃，也不可不吃，講究科學，維持合理的飲食結構。

(4)胡亂進補

當人體比較虛弱，短期內無法自我調節恢復健康時，可以進食一些補品，以幫助身體快速復原。不過進補是有條件的，因為人體有自我調節的功能，如果「不虛進補」，純粹是沒病找病，它會打亂人體固有的自身平衡，引起人體代謝的紊亂，抑制人體的正常機能，導致生理機能的退化。

俗話說：是藥三分毒，無論什麼藥物都有一定的副作用，所以任何補品都不可以強補，不然會影響身體的健康。其實一個健康的人，體內的各種物質都已達到一個平衡狀態，如再進食一些補品，無疑是增加了某類營養物質，使體內的營養物質失去了平衡，就會降低抵抗力。

(5)飲食不注意選擇

飲食上應該科學選擇，健康搭配，改變飲食習慣中的錯誤做法。如花生、玉米、白米等發生黴變，會產生一種叫黃麴毒素的極強的致癌物質，是絕對不能食用的。還有發芽的花生，鮮芽和芽眼周圍都含有龍葵素，這種物質對人體有害，必須去除芽及芽眼，用清水浸泡後才能食用。

(6)營養素缺乏

每一個生命的健康都是以營養物質為基礎的，體內某種營養物質偏多或偏少都會引起疾病，甚至

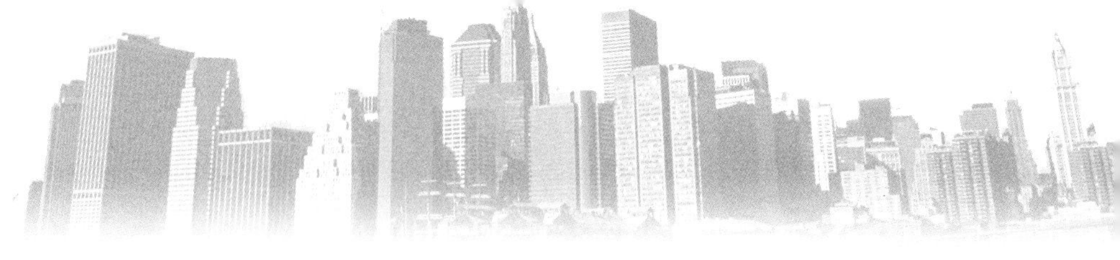

危及生命。因此，吃得太少、太偏，與吃得太多一樣，都是引起疾病的根源。

營養要全面性的攝取，我們可以根據食材的不同營養成分進行選擇。如我們常吃的白米和麵粉中含有很多的碳水化合物，而膽固醇含量最多的則是豬腦，蛋白質含量最高的當數雞蛋，柚子含有豐富的維生素C，蜂蜜含豐富的維生素B，紅棗富含維生素E，黑木耳鐵的含量極高。

健康標籤

奶類含豐富的優質蛋白質、多種維生素和礦物質，是天然鈣質的最好來源。成人鈣的實際需要量是每天800毫克。但在一日三餐的飲食中只能攝取400毫克，補鈣最好的辦法就是喝牛奶，100毫升牛奶，含有100毫克的鈣，即每天喝300毫升牛奶，如果能夠充分吸收，基本上可以得到充足的鈣。

第二節 五穀雜糧吃出健康來

早在春秋、戰國時期，人們種植的農作物包括麥、稷、黍、菽、麻五種，所以叫做「五穀」。千百年來，人們不斷種植開發出更多糧食種類，「五穀」也就越來越豐盛。到了明朝，李時珍在《本草綱目》中對於穀類的記載達到三十三種，還有十四種豆類，這時人們所說的五穀已有了變化，通常指的是稻穀、麥子、高粱、大豆、玉米，並把米麵以外的糧食稱之雜糧，「五穀雜糧」這一辭彙就此誕生。

1、五穀雜糧是養生之本

我們說，碳水化合物、脂肪和蛋白質是人體基本三大營養物質，五穀雜糧中主要成分就是碳水化合物，能直接轉化為熱量，被人體所吸收。五穀雜糧還含有多種營養物質，如維生素、礦物質、纖維素等。因此，五穀雜糧對人體的健康很重要，不吃或少吃，就不能維持體內所需的能量，長期不進食糧食作物，還會引起礦物質、纖維素減少，導致體內酸性物質堆積，使得各內臟器官功能受損，引發疾病。

以目前十分熱門的「蕎麥」為例，它含有蘆丁成分，蘆丁可以降低人體血液中的膽固醇含量，對血管具有一定的保護作用。也就是說，蕎麥可以預防高血脂，降低心血管危險，如此說來，它對抗

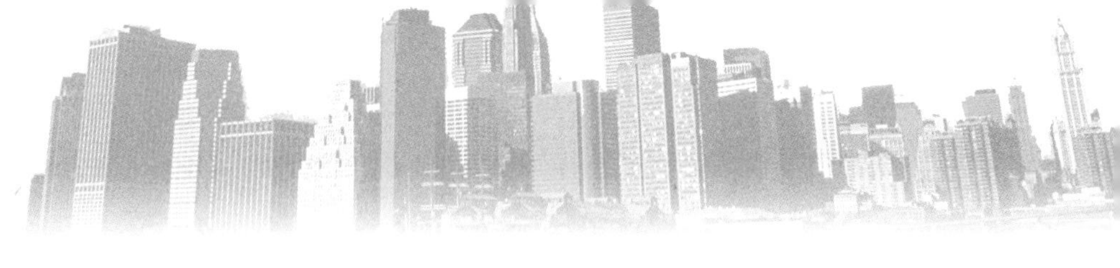

富貴病的意義非同小可。還有常說的「燕麥」，其含有的亞油酸可以抑制膽固醇升高，也是一種對抗富貴病的良品。

五穀雜糧做為我們的主食，幾千年來一直發揮著不可替代的作用。隨著生活水準的提高，飲食中魚肉增多，五穀雜糧的比例下降；有些人為了保持良好的身形，達到減肥的目的，不再吃糧食，或者少吃主食，以為這樣可以保持苗條的體態；還有些人飲食講究精細，只吃精米、麵粉，殊不知糧食中的多種營養物質如礦物質、維生素、纖維素，大多存在穀殼和胚芽中，過度精細地碾磨加工，勢必造成這些物質流失，也就失去了穀物的營養價值。現代人體內如果缺乏五穀雜糧的滋養，就出現了種種「富貴問題」。

正是上述種種原因，越來越多的富貴病患者群也逐漸意識到五穀雜糧的作用，將之親切地稱為「農家寶」。

2、五穀雜糧如何吃出健康

五穀雜糧是養生之本，防治富貴病的良品，是不是可以隨便吃呢？答案是否定的。《黃帝內經．素問》指出：「穀肉果菜，食養盡之，無使過之，傷其正也。」意思是食物不可過量，不然會損傷元氣，影響健康。

糧食類食物也要遵循這一原則，才能達到應有的目的。

(1)多種糧食混吃，尤其是糧豆混吃

不同種類的糧食，營養價值也不一樣，如果進行合理搭配食用，就可以進行優勢互補。比如小米中含有豐富的色氨酸和胡蘿蔔素，豆類富含優質蛋白，薯類含有胡蘿蔔素和維生素C，高粱中含有很高的脂肪酸和豐富的鐵，燕麥裡含有豐富的蛋白質……多種營養全方位的攝取，尤其是穀類和豆類混合食用，可以彌補穀類如米、麵蛋白質不足的情況，又能改善豆類難以消化與吸收的弱點，可謂營養互補的典型之作。

豆類包括大豆和雜豆，像黃豆、黑豆、紅豆、綠豆、蠶豆，都是常見的豆類。它們富含蛋白質，是維生素、礦物質和膳食纖維的良好來源，並且脂肪含量低，幾乎不含膽固醇。中醫認為「五色豆養五臟」，意思是紅豆補心血，綠豆清熱解毒，補肝臟，黃豆補脾、補氣，黑豆補腎，白豆理中益氣，補肺。由於豆類的特殊營養價值，被認為是防治冠心病、糖尿病、動脈粥樣硬化等富貴病的理想食品。然而，豆類也有不足，其中蛋氨酸含量較低，而且不易消化。所以很多胃口不好者，或者老年人單獨食用時效果不佳。如果將豆類與穀類混合食用，不但可以維持飲食多樣化，還有利於消化與吸收。

生活中，三餐中添加豆腐、豆漿，用紅豆煮粥，用花生炒飯，都是常見的糧豆混合吃法。在製作豆糊時不妨加些米粉和芝麻等，可以幫助人們預防心血管疾病的發生，有助於降低血壓。

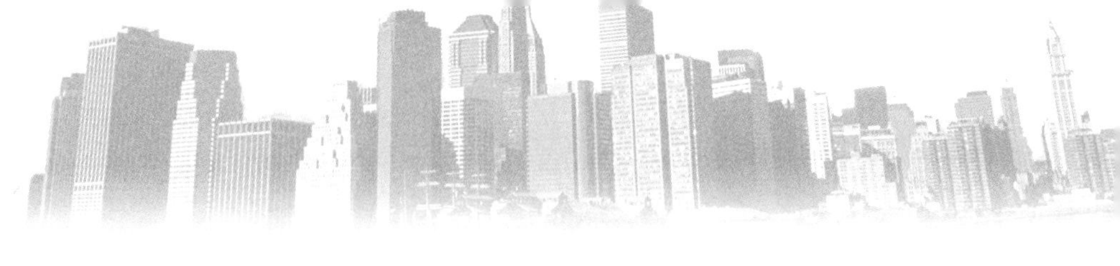

⑵粗糧好處多，但粗細科學搭配不可少

常常聽到人們說起「粗糧」二字，不少人將之奉為對抗富貴病的法寶。那麼什麼是粗糧？其實粗糧是相對於平時常吃的精米、麵粉等細糧而言的，主要是指穀類中的紫米、小米、玉米、高粱、燕麥、蕎麥、麥麩以及各種乾豆類，如黃豆、綠豆、紅豆、青豆等。這些食物為什麼可以對抗富貴病呢？原因在於其中富含不可溶性纖維素。

纖維素是人體必需元素之一，分為可溶性與不可溶性兩種。不可溶性纖維素有利於保障消化系統的正常運轉，能增強腸胃的抗病能力；同時，與可溶性纖維共同進行調節，使血液中低密度膽固醇和甘油三酯的濃度降低，延長食物在胃內的停留時間，延緩飯後葡萄糖吸收的速度，進而降低糖尿病、高血脂、高血壓等富貴病發生的危險性。

由於人們吃的食物越來越精細，各種糧食中的纖維素大量破壞，食用量明顯減少。沒有了足夠的纖維素，腸胃活動減弱，毒素無法排泄，必然容易引起疾病。這時，如果增加粗糧，等於有效補充了纖維素，防病、抗病能力效果顯著。實際上，很多粗糧本身具有一定的藥性，是預防高血壓、冠心病、糖尿病的良藥。比如玉米，是世界上公認的「黃金作物」，它的纖維素比精米、麵粉高出四至十倍，而纖維素的作用是加速腸部蠕動，可排除大腸癌的致病因素，降低對膽固醇的吸收，進而預防冠心病的發生；玉米中大量的鎂可使腸壁蠕動增強，促進體內廢物即時排泄出來，故有利於減肥。而成熟玉米的花穗鬚，又具有利尿的作用，同樣也有利於減肥。

吃得過精、過細容易導致富貴病，讓人們愛上了粗糧。由此一些人對過於精細的食物產生了畏懼的心理，過度追求多吃五穀雜糧。其實，還是那句話：「穀肉果菜，食養盡之，無使過之，傷其正也。」粗糧吃太多了對身體也不利。比如綠豆性寒，脾胃虛弱者吃多了對身體不利。科學的吃法是粗細合理搭配：一份粗糧，三～四份細糧，才能發揮粗糧的最大功效，同時又可避免過多進食粗糧產生不良反應。

健康標籤

豆類富含優質蛋白質、不飽和脂肪酸、鈣、維生素B群、鉀，有益心血管健康。豆固醇可以降低血清膽固醇，進而使低密度脂蛋白膽固醇（LDL）下降；豆類中的豐富異黃酮，有利於骨質疏鬆的防治，可阻斷抑制癌症的發生。

第三節 杜絕隱形殺手

健康的飲食中，還有一個現象需要格外留意，那就是有些人會不自覺地「吃」出疾病。這些人遵循均衡飲食規則，也注意安排飲食時間，可是依然被富貴病纏身。究其原因，原來他們有一些「隱蔽」的飲食習慣，使其遭受疾病折磨。這些隱形殺手是什麼呢？

1、烹飪方法不當

同樣的食物，烹飪方法不同，提供的營養會有很大的差距。比如同是雞蛋，水煮後食用吸收率達100%，可是炸著吃，吸收率僅為80%。我們常見的烹飪方法有煮、蒸、炒、烤、炸等。現在很多人喜歡油炸食品、涮火鍋，以及各種速食。這些烹飪方法會損失大量營養成分，是富貴病發病的隱形殺手之一。

油炸食物時，溫度很高，會破壞大量維生素，吃多了容易血脂增高，使身體呈酸性狀態，這些都是富貴病的誘因。

至於火鍋，由於其中原料多為海鮮、動物內臟，還伴隨著大量飲酒，這種飲食習慣會吃進太多嘌呤（Purine）物質。過多嘌呤在體內不能排泄，引起尿酸沉積，導致痛風。

速食，指的是漢堡、炸薯條、烤肉、水果甜品、餅乾、蛋糕等，這類食品屬於典型的三高食品，即高熱量、高脂肪、高蛋白，是引起肥胖、冠心病、糖尿病、動脈血管硬化的高危險食物。

想要健康的飲食，必須從烹飪方法上下工夫：

(1)盡量不吃或者少吃速食、燒烤類食物。

(2)在炸食品之前先沾上麵糊……等，可保護部分營養素。

(3)煮過食物的湯汁，可加少量太白粉調成芡汁，放到食物裡一起食用，會減少營養成分的損失。

(4)炒菜時，溫度不要過高，速度要快。

(5)蔬菜、水果能生吃的盡量生吃，可以保持維生素、纖維素不被破壞。

2、忽視調味品的副作用

有些人為了滿足口感，不斷進食各類調味品，如醬料、蘸料等等，吃得太鹹、太辣都不是好習慣。以鹽為例，吃得太多，是誘發高血壓的最大元兇。

我們傳統飲食中有「和五味」一說，味是飲食五味的泛稱，和是調和之意，是達到飲食之美的最佳境界。食物透過調和，才能既滿足生理需要，又滿足心理需要。追求美味可口不是錯，但是過分地強調口味，往往吃進去太多額外營養物質，打亂營養平衡，成為富貴病的誘因之一。

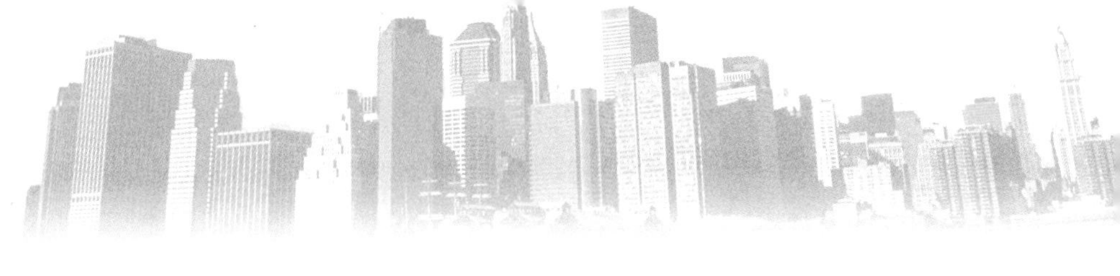

3、食物不夠新鮮

現代人在廚房裡準備飯菜的時間越來越短，他們或者購買現成食品，或者直接去餐館解決問題。可是這種飲食習慣中，食物的新鮮度大打折扣，成為誘發疾病的另一隱形因素。比如蔬菜，存放一天後，大部分維生素C會流失。維生素C是抗氧化劑，可以清除自由基，保護肝臟，防止衰老，當體內含量不足時，容易引發肥胖、肝臟病變等。

4、嗜菸酗酒

菸、酒是富貴病的好朋友，嗜菸、酗酒者患富貴病的機率遠遠高於其他人。這是因為菸中的尼古丁能使心跳加快，血壓升高，而且一氧化碳能夠促使動脈粥樣化累積，所以大量吸菸的人，高血壓、冠心病、腦血管疾病的發病率明顯升高，心臟病發作時，死亡率也高於其他人。

少量飲酒可以活血，軟化血管，提高人體抵抗力。可是大量飲酒效果就不同了，酒精在體內代謝產生乙醛，乙醛具有嚴重的肝臟毒性，會引起肝中毒。而且酒精會損害心臟收縮功能，引起酒精性心律失調。

5、長期以純淨水為主

純淨水固然不含雜質，可是其中很多有用的礦物質和微量元素都被過濾掉了，如鎂、磷、鉀等。長期飲用純淨水，勢必造成營養失衡，進而為富貴病埋下隱患。實際上，老年人尤其是患有心血管疾病、糖尿病等富貴病的人，都是不宜飲用純淨水的。

以上這些不為人注意的飲食習慣，都是富貴病的誘因，杜絕這些隱形殺手的危害，才能從根本上防止富貴病發生。

健康標籤

優酪乳中所含的活性乳酸菌，可將牛奶中的乳糖轉化為乳酸，使鈣更易吸收，還可抑制腸道內的有害細菌，防止腸道菌群失調，有助於改善腸道功能等。另外優酪乳中有30％的乳糖已被分解，更適合乳糖不耐症者飲用。

第四節 小心甜蜜之病從口入

早在十七世紀時，英國一位醫生無意發現有一種病人的尿是甜的，為此將這種病取名「糖尿病」。「糖尿病」一詞說明了此病的特徵——血糖升高，進而引起全身性代謝紊亂。

1、糖吃太多會引發糖尿病嗎？

首先，我們先來瞭解一下醣，醣包括單醣、雙醣和多醣。我們日常食用的糖果、白糖、紅糖中多富含單醣和雙醣，可促使肥胖發生。現代研究證明，肥胖可以引起糖尿病。同時，食用單醣和雙醣會使許多隱性糖尿病患者迅速轉為顯性，進而增加糖尿病的發病人數，這在老年人群中尤為明顯。

至於多醣類碳水化合物，與糖尿病沒有直接關係。不過，攝取太多時，身體無法充分消耗，也會導致身體發胖，這時就成為糖尿病的誘因之一。

2、飲食治療是防治糖尿病的基礎

一旦得了糖尿病，無論採用什麼樣的藥物治療，如果不能正確應用飲食治療，對於控制糖尿病的發展的難度就會相對增大。必須飲食合理，控制好一天攝取的總熱量，才對防治糖尿病有效。

(1)控制熱量，適當增加粗糧

每種食物都會產生熱量，相對來說，脂肪產生的熱量是碳水化合物和蛋白質的2倍，所以限制脂肪類食物攝取。另外，控制主食量和總熱量，主食每天不超過250克，最好吃粗雜糧，如燕麥粥。

燕麥粥是糖尿病患者的好伴侶。取燕麥50克，加水適量，煮粥食用。每天一次，具有補益脾胃、調脂減肥的功效，對伴有血脂異常的糖尿病療效顯著。

(2)清淡的飲食，少鹽少油

糖尿病患者表現為嚴重口渴，平時多進食綠豆湯、冬瓜湯、西瓜湯會有助於解渴。需要提醒大家的是，冬瓜和西瓜的硬皮中含有藥用成分，因此不要削掉硬皮，而是連皮煮水當茶喝，效果很不錯。

清淡的飲食，食物中的鹽每天要少於6克，還要少油，每天不超過20克，最好不吃油炸食品。

(3)多吃新鮮水果、蔬菜，午餐、晚餐後食用約250克以上

蔬菜、水果種類繁多，含有豐富的維生素、礦物質、膳食纖維和果糖，果糖對胰島素分泌的刺激作用較小，吸收也較慢，通常不會影響餐後血糖穩定，是預防糖尿病、提高身體抵抗力的良品。

(4)限制醣類的攝取，如蛋糕，餅乾等

單醣與雙醣較易消化吸收，容易引起餐後血糖過高，故應少吃糖果、紅白糖，另外，各類點心如

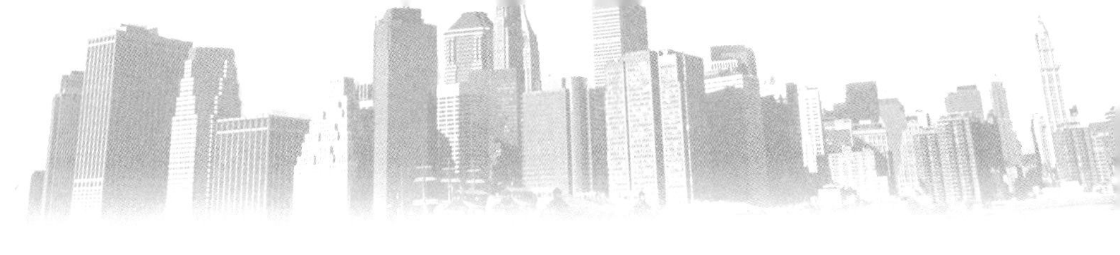

餅乾、飲料、巧克力中的蔗糖也極易吸收，對糖尿病不利，應當特別注意。

⑸適當多吃豆類和豆製品，如黃豆、綠豆等

⑹不吃或少吃肥肉，瘦肉也不可過多，以每天100克為宜，少吃動物內臟，每天蛋黃不超過一個

肥肉、動物內臟是高熱量、高脂肪食物，攝取過多往往導致肥胖，是糖尿病、冠心病、動脈硬化的致病因素，應盡量少吃。瘦肉含脂肪量也較高，吃多了也會引起熱量過多，因此不宜多吃。對糖尿病患者來說，肉類可適當選擇魚肉、雞肉，當然這些肉類也不能太多，每天控制在100克以下。

3、糖尿病患者飲食注意事項

糖尿病患者的飲食與血糖關係密切，用餐後血糖升高，降血糖藥物較無法發揮作用。用餐前又很容易發生低血糖，因此進食時間、進食量、進食次數需要與用藥時間、藥物種類配合起來。一般來說，糖尿病患者最好一日三餐，次數太多會加重胰島工作量，也難與藥物達成協調。

有位七十歲的女士，患糖尿病多年，靠注射胰島素控制血糖，效果很差。醫生經過詳細瞭解，才得知她聽人說每天要吃250克主食，多喝粥，不然會沒有體力。於是她照此去做，沒想到血糖始終難以控制。醫生對她說：「糖尿病患者飲食沒有固定指標，根據個人情況，每天消耗多少，就吃多少，這才是合理的。」

像這位女士一樣的糖尿病患者很多，他們總是擔心吃不飽會傷害身體，可是人體就像汽車，跑多少路消耗多少油是一定的，給它再多油也沒用。如果糖尿病患者活動少，消耗低，反而補充了太多食物，自然引起血糖升高。

為了幫助糖尿病患者克服「飢餓」的感覺，有效控制攝取量，不妨從以下幾方面注意：

⑴適當增加粗糧

這類食物消化較慢，胃排空時間也較長，不容易讓人感到飢餓；而且粗糧熱量低，特別適宜糖尿病患者食用。

⑵適當增加植物油

脂肪消化、排空都很慢，容易讓人感到飽；不過植物油不可吃太多，而且增加植物油的同時，必須減少其他食物的攝取。

⑶控制零食食用量，不要多吃

各種零食熱量都較高，比如點心、雪糕等，最好不要多吃。一旦吃了這類食物，必須相對減少其他食物食用；另外，兩餐之間不要吃零食，會引起胰島工作紊亂，加重病情，最好在用餐後少量食用。其他零食，如花生、瓜子等堅果，含有較多脂肪，吃多了自然就會發胖，也會加重病情。

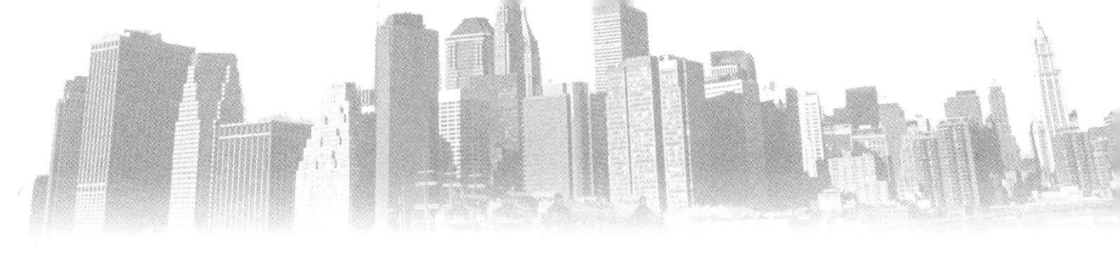

(4)無糖食品也不要多吃

所謂無糖食品，不是沒有糖，只是不含或少含單醣和雙醣，其中的澱粉進食後最終也轉變成醣，因此食用量必須控制好。

有位糖尿病朋友曾經以無糖點心為主食，平日裡幾乎不吃其他食物，可是不久後，他突發腸梗阻，不得不入院急診。醫生瞭解病情後，告訴他，任何點心都是澱粉做的，澱粉吃下去會分解成「醣」，無糖點心吃多了，照樣會血糖高。而他不吃其他食物，使得營養失衡，尤其是不攝取纖維素，導致腸道梗阻，加重身體損傷。

(5)根據個人情況設定飲食習慣

每人消化與吸收能力不一樣，對同樣的食物能量反應也不同，所以應根據個人情況比如喜好、年齡去調整飲食習慣。有些人患糖尿病後，聽說某某食物不能吃了，某某食物可以治療糖尿病了，於是放棄很多食物，專門進食一類食物，比如南瓜。南瓜是預防糖尿病的良品，富含多種維生素、礦物質、纖維素等，可是南瓜也含有大量澱粉。有位糖尿病患者曾經接連三、四天只吃南瓜，結果一化驗，血糖更高了。

其實，糖尿病患者沒有什麼不能吃，只是不能隨便吃，量出為入，根據個人消耗進食，這才是科學的。

有位公司老總，不到五十歲患上糖尿病，他十分煩惱，後來聽人說喝酒可以降血糖，他格外高興，日日飲酒以圖血糖降下來。酒精可以抑制體內的儲備，暫時降低血糖，然而卻不能治療糖尿病。相反，過量飲酒會損害身體健康，間接加重病情。

(6)糖尿病患者飲食控制情況，可以透過觀察測知自己的飲食控制情況如何，是否有利於病情恢復，可以透過以下幾點測知：

①體重是否增加。體重如果增加，飲食控制就不夠，需要進一步加強。

②每頓飯後是否特別飽足。飽脹感是吃得太多的表現，每頓飯吃七、八成飽就可以了，太飽不利於控制血糖。

③每頓飯前是否有飢餓感。少許飢餓感，會增進食慾，利於消化與吸收，也是上一頓飯沒有過量的表現。

④兩餐之間空腹時血糖是否穩定。如果兩餐之間出現血糖過高、過低，都是危險的表現，是飲食控制不夠合理的結果。

從諸多糖尿病飲食注意事項中可以看出，糖尿病患者的飲食關乎病情。一般情況下，患者一旦吃得太多了，血糖就會快速過高，以下有幾個小竅門可以幫助預防這一現象。

竅門一，可以先吃肉、菜，後吃米飯，這樣就不會吃進太多米飯，也不會讓血糖驟然升高。

竅門二，可以多吃粗糧，適當增加一點植物油，防止血糖過分升高。

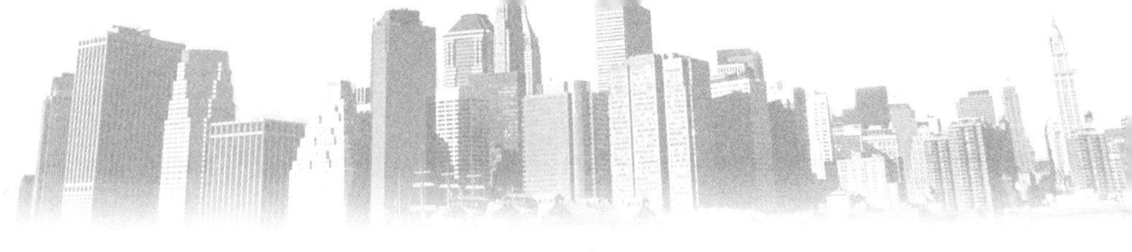

竅門三、可以控制用餐時間，吃飯速度半小時為宜，不宜過快；短時間吃進太多碳水化合物，會使血糖急速上升。

竅門四、可以先吃稠的，後喝稀的，因為同一食品，稀的吸收快，稠的吸收慢，這也是不主張糖尿病患者喝粥的原因。

健康標籤

糖尿病健康飲食歌

開水：冷熱開水，多多益善；米麵：巧妙搭配，一碗不多；

蔬菜：綠紅赤白，多吃不限；水果：甜度高低，區別對待；

魚肉：魚比禽好，禽比肉好；雞蛋：一天一個，剛好足夠；

奶豆：每天一次，不能不吃；油脂：一餐一杓，按量為宜；

食鹽：清淡飲食，鹹醃不吃；雜類：薯類菇類，少量常吃；

堅果：花生瓜子，偶爾少吃；糖果：甜食糖食，點到為止；

油炸：油炸油煎，一點不沾；菸酒：戒菸戒酒，壽命長久。

第五節 讓脂肪燃燒起來

人體離不開脂肪，因為脂肪組織可以保護身體器官免受撞擊和振動、保持體溫、保護皮膚、供給身體較高的熱能；脂肪還是構成人體腦髓及神經組織磷脂和糖脂的重要成分；可以幫助脂溶性維生素A、D、K、E的吸收。健康人體內脂肪含量男性約佔體重的20％，女性佔25％。

脂肪雖然重要，但是當人體過多地攝取食物時，就會使攝取的熱量超出人體的需要，進而使多餘的熱量變成脂肪儲存起來，造成肥胖。

1、體重指數測評體內脂肪

體重指數，簡稱BMI，是目前國內外公認的簡便、快速、實用的估計體內脂肪總量的一種方法，一般來講，BMI以20～22公斤／平方公尺為宜，當大於或等於27公斤／平方公尺就是肥胖。當體重指數超出了正常標準，就成為誘發高血壓、冠心病、心血管疾病、糖尿病和血脂異常等的高危險因素，其富貴病的發病率就會上升。即使是沒有任何臨床症狀的輕、中度肥胖者，發病機會也會顯著增加，導致患者平均壽命縮短。

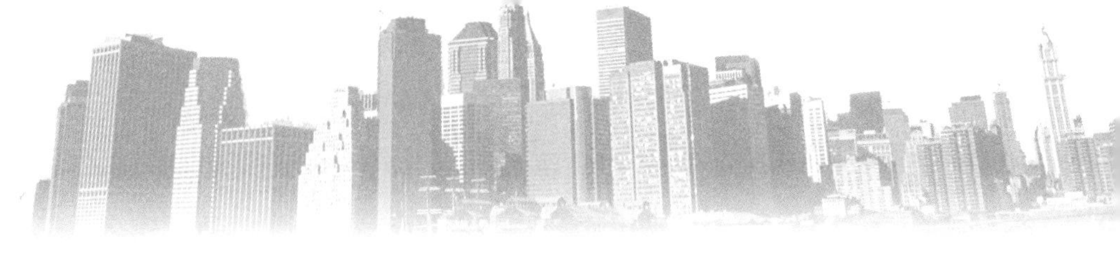

2、平時適量攝取脂肪，選用高營養價值食用油

減輕體重的有效方法，就是控制飲食，控制總熱量，人體內做到「攝取能量－消耗能量＜0」才能減少脂肪。

我們常用的食用油包括動物油和植物油。兩者的區別在於不飽和脂肪酸的含量，含量越高，營養價值越高。因為不飽和脂肪酸可以降低血液總膽固醇和低密度脂蛋白膽固醇，這兩種膽固醇是有害物質。一般來說，動物油飽和脂肪酸含量高，不飽和脂肪酸含量低，而植物油正好與之相反，所以，植物油的營養價值比動物油高。不過，這也不是絕對的。動物油中的魚油，尤其是深海魚油就以富含不飽和脂肪酸，成為高營養的保健產品。而植物油中的椰子油、棕櫚油卻含有較多飽和脂肪酸，所以在飲食中，不管食用哪種油，都要注意限制攝取量，多採用清蒸、涼拌等烹飪方法，會控制脂肪攝取。

一般油中含Omega-6脂肪酸，會使動脈收縮，迫使心臟超負荷工作，使得血壓升高。而橄欖油中含Omega-3脂肪酸，能增加氧化氮，會鬆弛動脈，防止血管損傷。而且Omega-3脂肪酸還能降低血小板黏稠度，和纖維蛋白原含量，防止血小板和纖維蛋白原結合，阻止血栓形成。因此橄欖油具有預防心血管疾病的作用。被稱為是血管中的「清道夫」。橄欖油還可以降低心臟收縮壓和舒張壓，預防高血壓。食用橄欖油時，降壓藥物的劑量可以減少。

橄欖油是糖尿病患者的好友。它可以提高人體新陳代謝能力，增加胰島素敏感性，改善細胞膜活性，有效降低體內葡萄糖含量。

3、具有減肥功效的食物

治療肥胖的目的，不僅僅是體重降至理想狀態或正常範圍內，而是要降低與肥胖相關疾病的危險性。一般體重減輕5％～10％，就可使患病的危險性明顯降低，患第二型糖尿病或高血壓的肥胖者，只要體重減輕5％，就可以明顯改善血糖值或減少降壓藥的用量，改善血脂狀況。

我們知道，進食過多會引起肥胖，但是食慾是由大腦控制的。當中樞神經發出「要吃、想吃」的指令時，人不進食會十分難受。有沒有既能滿足食慾，又可以控制熱量攝取的辦法呢？有，在日常飲食中有許多能減去體內多餘脂肪的有效食物，是防治肥胖的天然藥物。

(1)燕麥中含有極豐富的亞油酸，可防止動脈粥樣硬化。

(2)玉米富含鈣、磷、硒和卵磷脂、維生素E等，可降低膽固醇。

(3)花生澱粉含量不到2％，不含脂肪，而富含纖維質、維生素、礦物質，148克花生產生的熱量僅為100卡路里，如果以花生為主食，比如煮花生、煎花生餅，每天吃一頓。長久堅持，會達到預防營養過剩，減去多餘脂肪的目的。

(4)韭菜含鈣、磷、鐵、醣類、蛋白、維生素A、維生素C、胡蘿蔔素和大量的纖維素，可增強腸胃蠕動，可以通便，能排除腸道中過多的脂肪及毒素。

(5)洋蔥含有前列腺素A，既可舒張血管，又可降低血壓；所含烯丙基三硫化合物及少量硫氨基酸，可降低血脂，預防動脈硬化。

(6)番茄含有茄紅素、食物纖維及果膠等，可減少熱量的攝取，促進腸胃蠕動。

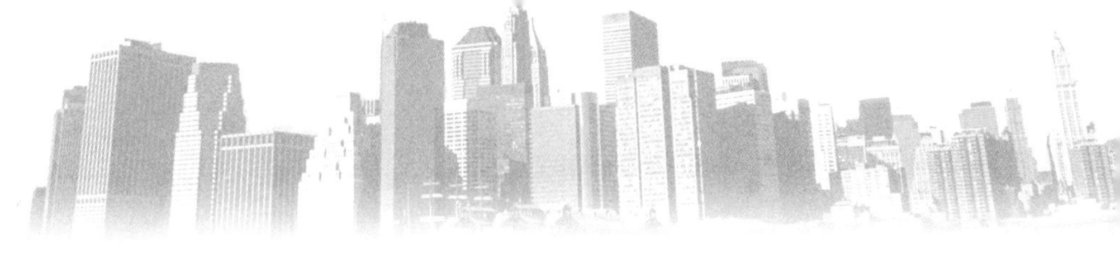

(7)辣椒中含有辣椒素，可以促進脂肪代謝，燃燒多餘脂肪，而且其中的可溶性纖維是一種良好的澱粉阻滯劑，可以阻止碳水化合物吸收，也是減肥的食物之一。

(8)蘋果：富含果膠、纖維素、維生素C等，有較好的降脂作用，還可增加排毒功效，降低熱量吸收。如堅持一個月，每天吃兩個蘋果，多數人對心血管有害的低密度脂蛋白膽固醇會大大降低，對心血管有益的高密度脂蛋白膽固醇就會升高。透過實驗，約有80％的高血壓患者的膽固醇值降低，同時，有助於排除多餘的鈉鹽，防止腿部水腫。

目前日本流行的一種減肥食譜是「三日蘋果減肥法」。只要在三天內只吃蘋果，不吃其他任何食物，可以減輕三至五公斤。

具體做法為：

①三天內只吃蘋果，不要進食其他任何水果和食物。

②什麼時間吃蘋果都可以，餓了就吃，吃飽為止，不限制數量。

③最好選擇熟透的紅蘋果，蘋果沒有熟透，含有較多酸性物質，會刺激腸胃；而且蘋果要新鮮、衛生。

④三天時間內，可以喝開水，也可以喝刺激性較小的飲品，如茶水、麥茶、魚腥草茶等。但是應該切忌，不要飲用刺激性大的咖啡、紅茶等。

⑤如果出現便秘現象，可以等到第三天晚上時，服用橄欖油潤腸，加速毒素排泄。

(9)豆漿含有大豆皂甙可使血液中膽固醇、中性脂肪降低。當體內中性脂肪增加，就會發胖，而肥胖對動脈硬化、高血壓、冠心病、糖尿病等疾病均不利。故多喝豆漿，可以平衡營養，調整內分泌和脂肪代謝，激發體內多種酶的活性，分解多餘脂肪，增強肌肉活力，維持人體擁有足夠的營養，達到健康。

比較適合辦公室女性減肥的食譜為豆漿＋香蕉：將一根香蕉去皮。在杯內用杓子壓成糊狀；然後將豆漿倒入裝香蕉的杯子中攪拌；待其充分融合，即可飲用。豆漿有降脂作用，香蕉可以治療便秘，加速毒物排泄，兩者合用，是營養全面又給人飽足感，避免減肥苦惱的絕佳飲料。這個食譜早、中、晚都可食用。比如平時不吃早餐的人，喝1～2杯，既營養又瘦身；晚飯三十分鐘前喝一杯，可以減少進食量，利用減肥。

生活中不僅僅只有這些食物具有減肥作用，牛奶、海帶、葡萄、香菇、冬瓜、胡蘿蔔等，只要在日常飲食中適當調配，都會吃出健康來。當然，食用減肥食物，需要持之以恆，堅持一段時間才能改變原來的飲食習慣。比如改變原來較重的口味，至少要一個月時間；原來喜歡大魚大肉、葷菜為主，要改為素食為主，需三個月左右時間。

健康標籤

當進行煎炸或火烤時，溫度越高，所產生的雜環胺類化合物就會越多，而燒焦的食物則會成為致癌因素之一，故過多食用煎炸類食物不利於健康。

第六節 吃吃喝喝降血壓

任何人只要患了高血壓，就會聽到這樣的忠告：一定要注意低鹽飲食，多吃清淡飲食。這種建議可取嗎？它又有怎樣的科學道理？

臨床研究發現，高血壓的發病原因是十分複雜的，目前一般認為遺傳因素和後天多種因素的共同作用，致使正常血壓調節機制失常，而飲食因素佔有一定的比例。

我們知道，鈉主要存在於日常的食鹽中，當人體攝取過多的食鹽時，鈉就會瀦留在體內，使細胞外液增加，這時，心臟排血量就會增高，引起血壓上升。而當人體減少對食鹽的攝取時，體內鈉的含量也就會降低，血壓也會下降。由此可以看出，鈉成為導致高血壓患病的主要元兇，因此，高血壓患者的飲食以低鹽飲食為首選。臨床實驗顯示，高血壓患者每天的食鹽量由原來的10.5克降低到4.7至5.8克時，可以使血壓平均降低4至6毫米汞柱（mmHg）。所以，在日常生活中，醫生建議高血壓患者每天的食鹽量不應超過6克。

我們常見的高血壓患者往往伴隨著肥胖症狀，而肥胖反之也影響血壓值，因此，肥胖是高血壓患者致病的主要危險因素之一。研究發現，體重每增加12.5公斤，血壓就會增加7至10毫米汞柱（mmHg），因此，限制能量攝取，減少高脂肪、高熱量飲食成為預防高血壓的重要方法之一，而清淡飲食又成為高血壓患者的必選飲食。

清淡飲食以穀物為主，在進行烹調時，最好要選用植物油，可以多吃些海魚，因為海魚中含有不飽和脂肪酸，既能夠降低膽固醇的含量，又可延長血小板的凝聚時間，本身還含有較多的亞油酸，可以增加微血管的彈性，對預防高血壓以及併發症有一定的作用。

除以上兩點之外，日常生活中，高血壓的飲食還需要注意幾點：

1、健康飲水

水的硬度與高血壓的發生有著直接的關聯。水中含有較多的礦物質，如鈣、鎂離子等，而水的硬度較高時，水中的礦物質就會參與血管平滑肌的舒縮運動，發揮一定的調節血壓的作用，而當體內缺乏硬水時，也會導致血管調節功能的下降，使血壓升高。可見，生活中最好盡量多飲用硬水，比如我們常說的泉水、深井水和天然礦泉水等，都對防治高血壓有很好的效果。

2、補充足夠的鈣和鉀離子

鈣可以擴張外圍血管，有利於減少外圍血管的阻力，進而使血壓降低；鉀進入人體後，有助於鈉的排出，可以防止因高食鹽攝取而引起的血壓升高，對較輕型的高血壓患者具有明顯的降壓作用。因此，多食用含有豐富鈣、鉀離子的食物，早已成為降低血壓的一種好方法。

生活中補鈣的食品當屬奶類，所以高血壓患者最好飲用一些脫脂奶，因為這樣不僅可以補充體內

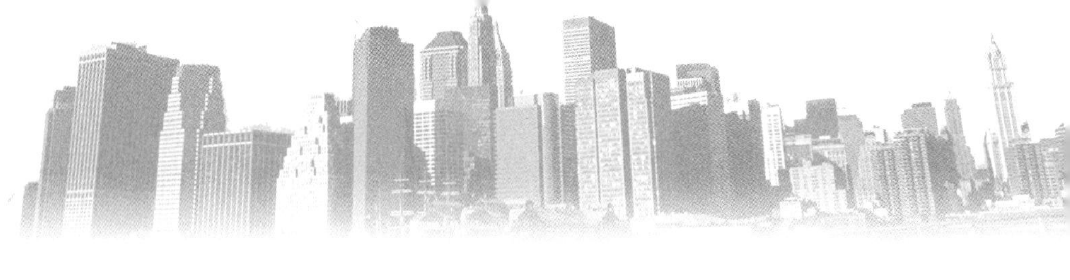

的鈣含量，還可減少體內脂肪的攝取，進而避免肥胖的發生。假如患者不喜歡奶類食物，則可以選擇食用一些替代品，如其他一些含鈣的食物，牡蠣、紫菜等海產品，甘藍、白菜、蘿蔔等蔬菜，以及各種動物骨骼等，而骨頭湯則是人們較常用，且較喜歡的補鈣食品之一。

鉀與鈣不同，它主要儲存在新鮮水果和蔬菜中，如花生、紅薯、香蕉等。平時多吃可以補充體內鉀的含量，但由於高血壓常常伴隨有糖尿病，此時，更應注意控制高含糖量食物的攝取，可以選擇如木耳、海帶、紫菜等既富含鉀，又不含高糖的食物。

3、適量攝取蛋白質

蛋白質分為動物性和植物性的兩大類，動物性蛋白質不利於防治高血壓，而植物性蛋白質可以改善血管的彈性和通透性，增加尿鈉的排出，達到降低血壓的作用。此外，部分魚類蛋白同樣具有這種作用，因此，可適量食用。

4、多吃新鮮蔬菜、水果、海產品

應該保持每天吃新鮮蔬菜不少於400克，水果100克至200克，並適當地增加海產品的攝取量，比如海帶、紫菜和海產魚等。

綜合上所述，我們得出高血壓患者的飲食治療，主要是以減少鈉鹽的攝取，降低飲食中的脂肪量，多補充適量的優質蛋白，同時，應該注意補充鈣和鉀，多吃新鮮的蔬菜和水果，戒菸戒酒，以及健康科學地飲水。

為了能更詳細、更確切地瞭解高血壓飲食的一些需要注意的問題，下面的表格中，從幾個方面介紹高血壓飲食的宜忌情況：

	適宜的食品	應忌的食品
碳水化合物	米飯、麵、葛粉、湯、芋類、軟豆類	地瓜等容易產生脹氣的食物、乾豆、餅乾等高級點心。
蛋白質食品	牛肉、豬瘦肉、魚、蛋、牛奶、乳製品、大豆及其製品	肥肉、香腸、火腿、臘肉、鯡魚、金槍魚
脂肪類食品	橄欖油及花生油等植物油、少量奶油、沙拉醬	動物油、燻肉、油漬沙丁魚
維生素、礦物質食品	大多數新鮮蔬菜、水果、海藻、菌類。如菠菜、白菜、胡蘿蔔、番茄、百合根、南瓜、茄子、黃瓜、蘋果、橘子、梨、葡萄、西瓜、紫菜、海帶、蘑菇、香菇等	刺激性強的蔬菜，如芥菜、蔥蒜、辣椒等辛香蔬菜；纖維硬的蔬菜，如牛蒡、竹筍。
其他食物	淡茶、酵母、乳飲料	各種香辛料、如咖哩粉、辛辣料；酒；醃製菜、醬菜

健康標籤

骨頭湯可以補充人體所需的鈣，用一般的方法燉出的骨頭湯含鈣量較低，不能滿足人體需要。

正確的做法是：先將豬、魚或雞的骨頭打碎，再放入水中，然後加些醋，用火慢慢燉，直至骨頭變軟為止，這時說明骨頭內所含的鈣已全部溶解到湯中了，而大部分的醋也已蒸發掉。這種方法做出的湯，所含的鈣量與牛奶相近，可以直接食用，也可用於代替水或其他烹調時，用湯做飯或燒菜，以增加鈣的攝取量。

第七節 高血脂了吃什麼

人們常常將一句話掛在嘴邊：「血脂太稠了！」這是什麼意思呢？人的血漿內所含的脂類稱為血脂，包括膽固醇、膽固醇脂、甘油三酯、磷脂和未脂化的脂酸等數種。如果每天進食的熱量超過了消耗所需的能量，這些熱量除了以肝糖原的形式儲存外，幾乎完全轉換成脂肪的形式儲存起來，其中主要為甘油三酯。當血脂升高時，血液的黏稠度自然也容易高，這就是「血脂變稠了」。

但是，決定血液黏稠度的並非只有血脂一個因素，而是多個因素共同作用的結果。如血脂高、血糖高，血小板高、白血球高，或是血液中出現某些異常的大分子蛋白，以及缺水，都會使血液黏稠度增高。血脂升高主要有三種情況：一血膽固醇含量增高，甘油三酯含量正常，即高膽固醇血症；二是甘油三酯含量增高，膽固醇含量正常，即高甘油三酯血症；三是血膽固醇和甘油三酯含量都增高，即混合型高血脂。不管哪種情況，當血液黏稠度過高，就會使循環阻力增加，對冠心病和心血管疾病都會產生不良的影響。

肥胖者和愛吃油膩、含脂肪較多的食物者容易血脂變稠，對他們來說，要想降低血脂，還要從吃上做文章。

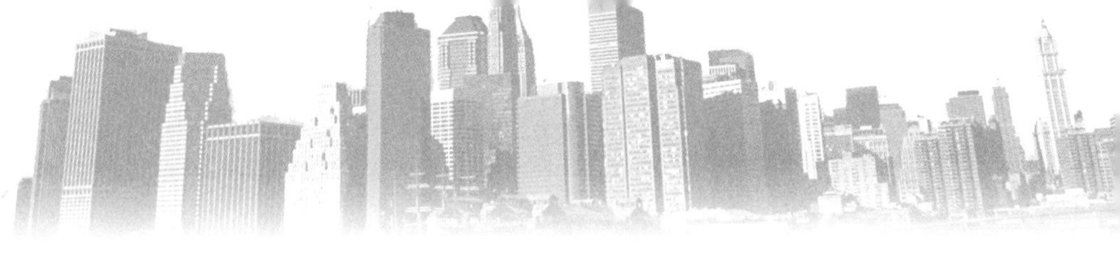

1、血膽固醇增高者

限制食物膽固醇的攝取，每天不超過200毫克。

(1)適量食用膽固醇含量低的食物，如豬瘦肉、牛肉、鴨肉、雞肉、魚類和奶類等。一般食物每100克中含膽固醇約為100毫克左右，牛奶的膽固醇含量則更少，故這些食物可不用忌口，但不可多吃。

(2)限制動物性脂肪，適當增加植物油。烹調時，可用植物油，如沙拉油、菜籽油等，每日以食用50g至75g為較理想。

花生油脂中富含不飽和脂肪酸，又稱油酸，含量40%～80%，能降低高血脂和有害的膽固醇，而相對提高人體有益的膽固醇，減少血栓形成，降低心血管疾病的發生危險，降低血小板聚集，抑制腫瘤及肥胖症。

科學家們還發現，花生中有一種生物活性很強的天然多酚類物質，叫白藜蘆醇，含量是葡萄的908倍，達27.7μg/g。這種物質是腫瘤疾病的化學預防劑，可降低血小板聚集，預防和治療動脈粥樣硬化、心血管疾病的化學預防劑，具有抗氧化和稀釋血液的性能，有助於降低體內的膽固醇，改善心血管健康，是一種潛在的抗衰老天然化合物。

(3)多吃蔬菜和水果，增加纖維質的攝取。

(4)多吃具有降膽固醇作用的食物，比如說大豆及豆製品、香菇、木耳、洋蔥、大蒜等。有的食物同時具有抗凝血作用，對預防冠心病和血栓形成有一定的益處。

(5)應忌吃或少吃含膽固醇高的食物，如動物的腦、脊髓、內臟、蛋黃，因一個蛋黃含有250～300毫克的膽固醇，還有貝殼類和魷魚、墨魚、魚子等。不過海藻類食物多有降脂功能，如海帶，與冬瓜、香菇一起燒成海帶冬瓜湯，經常食用，解毒降脂效果奇佳。

這裡我們推薦一種食療——醋泡蒜。做法為：將新鮮蒜瓣泡在陳醋中，蒜變為青色即可。如果每頓飯吃二、三瓣蒜，喝一、兩口醋，長期堅持可有效防止動脈硬化。

2、血甘油三酯增高者

關鍵在於限制進食量，以降低體重，保持在標準範圍內。

(1)限制甜食，因為糖會使甘油三酯含量更加增高。所以含糖食品，包括蜜糖和含糖的藥物等都應盡量少吃或不吃。

(2)戒酒，酒會使甘油三酯含量不同程度的增高。

(3)要適當增加蛋白質的含量，特別是大豆蛋白。

(4)限制體內膽固醇的攝取，每天不超過300毫克，如雞蛋，每週可吃三個，其他食物也可適當食用。

(5)限制脂肪的攝取，特別是動物性脂肪的攝取。

3、血膽固醇和甘油三酯均增高者

飲食要求是上述兩種情況的結合。

推薦一個食譜，對於此種病情很有效果：將30～40克山楂，放入沙鍋內煎取濃汁後，再加砂糖、粳米適量，共同煮粥，每天早晚食用。7～10天為一療程，可以健脾消食，祛淤調脂，是患有高血壓、冠心病的血脂增高者的良方。

綜上所述，控制飲食對高血脂的防治非常重要，提倡清淡飲食為主，但也不宜長期吃素，這樣會導致飲食成分不完善，可引起內生性膽固醇增高。

無論哪一種的血脂增高、血液的黏稠度增加，都要絕對戒菸，因為菸中的尼古丁能使周圍血管收縮，增加心肌應激性，會使血壓升高，引起心絞痛的發作。

健康標籤

芹菜對高血脂、高血壓的治療有一定的作用。

涼拌芹菜的做法：可以取芹菜梗200克，海帶100克，黑木耳50克，將黑木耳和海帶用水洗淨切絲，沸水川汆燙，嫩芹菜梗切長3公分，用沸水稍煮，瀝乾，待冷卻後，加調味料拌在一起即可。

第八節 美食新病數痛風

痛風是一種由於嘌呤代謝紊亂所導致的疾病。高嘌呤、高熱量、高蛋白的飲食習慣，是痛風病人的致命殺手。只有管好自己的嘴巴，杜絕長期不良的飲食習慣，才能有效防止這種新美食病。

痛風患者應該遵循怎樣的飲食原則呢？關鍵在於調整飲食結構，均衡飲食，葷素搭配，忌食富含嘌呤的食物，因為這些食物會在體內轉換成尿酸。一般痛風患者禁忌的食物有：動物的內臟（肝、腎、腦、腸等），魚類（沙丁魚和蝦、蟹等），還有過多的肉類（牛、羊肉），以及過多的豆類，但是豆腐、豆奶和豆漿除外。

1、飲食之忌

(1)限制嘌呤物質的攝取。正常人每天攝取嘌呤物質可達600～1000mg，為了控制痛風病情，應該吃低嘌呤飲食，攝取的嘌呤每天不超過100～150mg。

(2)限制總熱量攝取。肥胖是誘發痛風的危險因素之一，肥胖者的血尿酸濃度一般比正常人高，而痛風伴有肥胖者可降低藥效，故應控制總熱量、降低體重、限制脂肪，參與運動鍛鍊。甚至有的痛風患者的甘油三酯可達到75％～84％。故此，體重低於理想體重的10％～15％為宜，熱能量根據病情可在1500～1800千卡（kcal）。

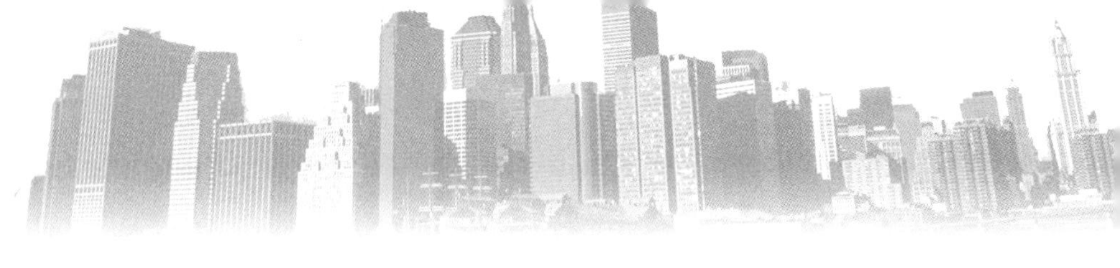

(3)不可過多吃零食，也不可每餐吃得過多、過飽，減輕體重應循序漸進，不可過快，因其促進脂肪分解，過度減重反而會導致酮酸中毒或誘發痛風的急性發作。因痛風者易併發高血壓和高血脂等，所以必須限制鈉鹽的攝取，每天應限制在2至5克內。

(4)蛋白質和脂肪要適量。痛風病人嚴格限制蛋白攝取，因為蛋白在體內會產生過多的尿酸，加重病情。所以飲食中應該以植物蛋白為主，動物蛋白可選擇牛奶、乳酪和雞蛋等含有的嘌呤物質較少的食物。蛋白質每天攝取量可按1公斤體重攝取0.8至1克算，可達60克左右，約佔總熱量的12％～14％，以牛奶、雞蛋為主。瘦肉、雞肉、鴨肉等，煮沸使嘌呤溶於水，去湯再吃，不宜燉肉或滷肉。少吃脂肪類食物，因脂肪可減少對尿酸的排出，脂肪每天攝取量按每公斤體重0.6至1克算，約佔總熱量的20％～25％。膽固醇的每天攝取量不超過300毫克為宜，脂肪以植物性油脂為主，如沙拉油、花生油、玉米油等，少吃油炸食物。

(5)忌酒。酒精主要成分是乙醇，它可導致尿酸增高和乳酸增高，使體內乳酸堆積，抑制腎小管對尿酸排出，誘發痛風。乙醇還可促進嘌呤分解，腺嘌呤核苷酸轉化，加速體內的ATP分解，產生尿酸，直接導致尿酸升高，同時，酒本身可提供嘌呤原料，如啤酒是麥芽發酵而成，嘌呤含量極高。所以飲酒可引起痛風發作，長期飲酒導致高尿酸血症。

(6)刺激性香料及調味品要慎吃。味精、醬油、胡椒、花椒、芥末、生薑、八角、辣椒及辛辣刺激性調味品雖然不富含嘌呤，但均可引起植物神經興奮，可誘發痛風的急性發作，應適量，不可過度食用。

火鍋是痛風病人必須遠離的飲食方式。因為火鍋料主要是牛、羊肉、動物內臟，或者海鮮、蘑菇等富含嘌呤的食物，還有多種香辛料。這些食物提供的嘌呤物質有多高呢？有人經過研究，認為吃一次火鍋比吃一頓普通飯菜，攝取的嘌呤物質會高出10倍乃至數10倍之多，真是怵目驚心！

2、飲食之宜

以低嘌呤類食物為主，無疑是預防痛風的根本。

(1)應多吃新鮮蔬菜和水果。蔬菜除了香菇、扁豆、紫菜和菠菜不宜大量食用外，皆可食用，水果則無禁忌。蔬菜每天攝取量1000克，水果4～5個。蔬菜、水果富含維生素C，可促進組織內的尿酸鹽溶解。因此，夏季可多吃西瓜、冬瓜等，不僅消熱解暑，而且利尿，有益痛風的防治。

紅蘿蔔是對抗痛風的先鋒食物，其富含維生素K，能抗尿酸鹽結晶，有效防止骨頭粗大。可以促進肝、腎代謝的功能，協調五臟平衡，在肽核酸PNA的作用下將長期沉積在體內各部的痛風結石分解成水、二氧化碳和可溶性的鈉鹽。紅蘿蔔食用簡單，既可生吃，也可以榨汁，每天早餐前、晚飯後食用，效果十分明顯。

(2)可食用富含碳水化合物的食物。碳水化合物可促進尿酸排出，如米飯、饅頭、麵食等，如果痛風合併糖尿病，應控制碳水化合物的攝取，每天按每千克體重4～5克為宜，約佔總熱量

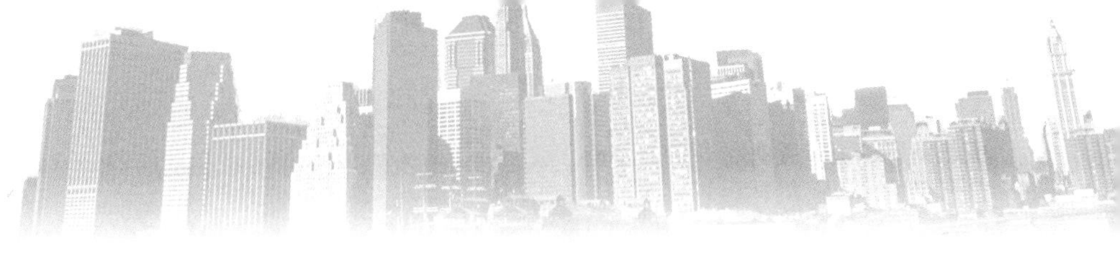

的50%～55%。

(3)多喝水。要養成喝水習慣，每日應喝水2000～3000毫升，每天尿量保持在2000毫升以上，有利於促進尿酸排除。飲水時間有一定講究，飯前半小時或者飽食後不要立即大量喝水，因為這樣會沖淡胃酸，影響消化功能。最好在兩餐之間、清晨、晚上喝水；特別是清晨30分鐘內喝一杯清水，會沖淡血液，有效降低血液中尿酸含量。

(4)選擇健康飲料。果汁和蔬菜汁富含維生素以及鈉、鉀、鈣、鎂等，利於改善痛風症狀。鹼性飲料，如淡茶水，可鹼化尿液，利於尿酸排泄。但茶水中含有鞣酸，容易影響鐵吸收，因此不要在餐後立即飲茶，以免引起貧血，最好在飯後1小時再飲茶，茶水宜淡。有兩種鹼性飲料可以給痛風病人帶來的福音：①檸檬適量、膨大海5粒，加水2000ml浸泡，可代茶飲；②玉米鬚和絲瓜絡各30克，或者馬齒莧1斤，加水煮湯服用，是鹼化尿液、清熱利尿的良品。

健康標籤

優酪乳含有較多乳酸，是高核酸物質，會干擾尿酸排泄，加重嘌呤產生，讓痛風病情嚴重，因此痛風病人不可飲用。

Chapter 3

調整心態乃杜絕富貴病之基

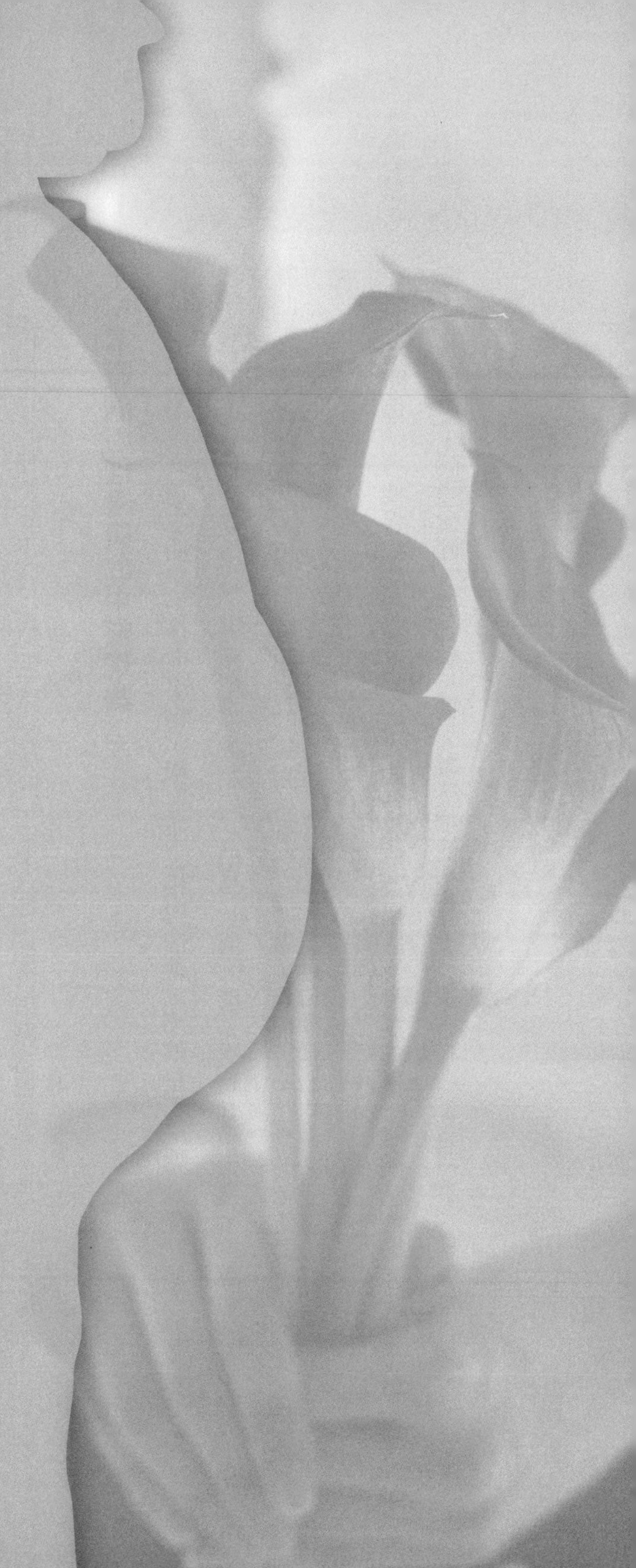

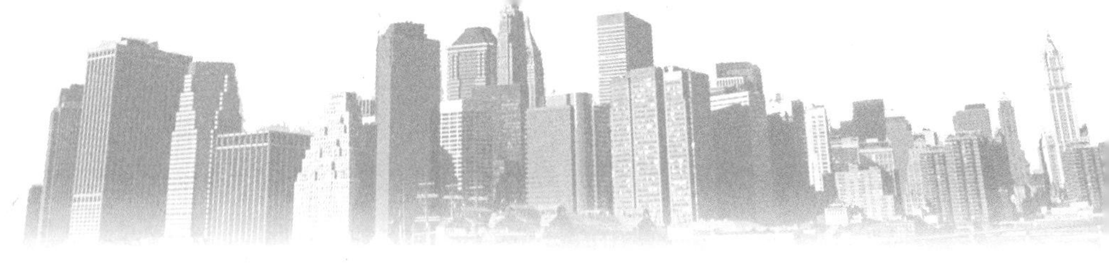

第一節 給富貴裝上「防火牆」

富貴是好日子的基礎，是好生活的開始，千萬不要因富貴病而影響到富貴的品質，正視富貴的來臨，不要讓富貴的生活影響了健康的生活，讓人生的追求成為富貴健康的追求，讓富貴病遠離生活，才是真正的富貴。

如果自身心理素質不強，再加上不健康的生活方式，都會引發富貴疾病。

1、富貴病心理障礙的中醫理論

中醫認為，人在生活中對任何事物，都會產生相對情感，那就是喜、怒、憂、思、悲、恐、驚七種情志變化。七情正常時，人體也不會生病。但是七情太過，受到刺激太大，會導致陰陽失調，氣血不和，臟腑失常，也就引發相對的狂喜、憂愁、悲傷、恐懼等不正常的情志變化，叫做七情所傷。

七情所傷是各種疾病的發病基礎。比如糖尿病就是因為身體虛弱，臟腑功能較差，加上飲食不節，勞慾過度，陰虛火旺，導致肺、胃、腎受損而引起的疾病。

2、富貴病常見的心理障礙表現

在我們常見的富貴病中，出現心理障礙的情況很多，最常見情感異常和性格異常兩種。情感異常有以下幾種表現：

(1)憂思過度

很多人一旦得知自己身患富貴病，不管血壓高，還是血糖高、血脂高，心理負擔立即會變很重，思前想後，總想著自己的病不能治癒，這可怎麼辦？這種想法對疾病沒有一點作用，相反還會讓病人陷入苦惱憂鬱中，加重病情。

(2)心煩難安

由於對富貴病缺乏正確的認識，也由於患病後一時難癒，缺乏耐心，總想著有位「神醫」出現，能夠藥到病除。不管哪種富貴病，要想短時間治癒都是不可能的，而且會反覆發病，十分頑固。如果心煩不安，影響藥效，對治病養病很不利。

(3)擔心恐懼

還有些人患了富貴病後，非常緊張恐懼，特別是聽到有的病人病情加重，甚至死於併發症時，如糖尿病患者死於酮酸中毒、眼底出血失明等，他們會非常害怕，從早到晚提心吊膽，寢食難安，結果自己的病情也逐漸加重。

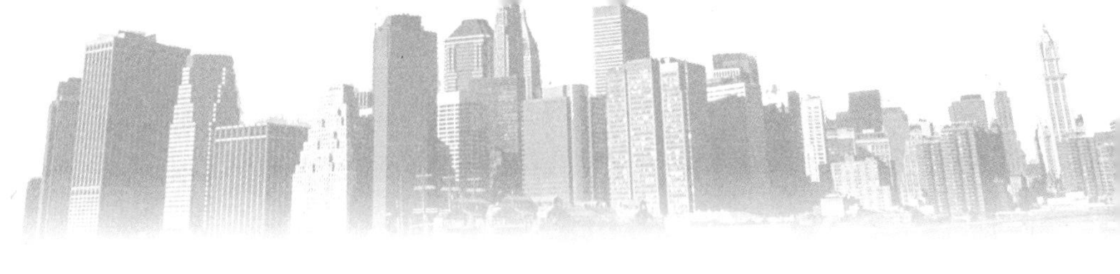

⑷急躁，容易發怒

有些富貴病患者由於精神緊張，變得易怒，容易發脾氣，看到不順心的事就發火。肝火旺盛，對富貴病非常有害，尤其影響血壓變化，使病情反覆發作。

⑸悲傷，動不動哭泣

有些富貴病患者比較悲觀，對治療缺乏信心，特別是病情反覆，或者突然加重，他們會沮喪、絕望，甚至產生厭世情緒。這種病人特別需要心理安慰，才會達到滿意的療效。

與情感異常相對應，富貴病患者也會出現性格變化。性格是一個人比較穩定的心理特徵，基本上分為積極和消極兩種，當身患富貴病後，一般表現為以下幾種類型：

⑴悲觀失望型

這種人比較消極，性情孤僻，不容易與人溝通，常常出現心悸、失眠、易哭、心胸煩悶等症狀。

⑵易怒暴躁型

這是一類性情急躁、容易激動、自制力較差的病人，常常發脾氣，不願與醫生配合，會出現煩熱、頭暈腦脹、狂躁等症狀。

(3)憂思憂患型

這種病人患得患失，多愁善感，輕微的刺激就會有明顯的表現，病情一有好轉就會高興激動；病情一旦加重就會痛苦難安。他們表現為多思、氣短，還會出現失眠多夢等症狀。

(4)氣鬱自閉型

這種病人特別膽小，十分內向，不管什麼事都不願跟人說，整日心情鬱悶，久而久之失去治病信心。

3、預防富貴病的「防火牆」

從富貴病患者多種的臨床表現可以看出，針對心理障礙展開有效的心理療法，會疏導他們的情緒，減輕病情，有利於疾病康復。那麼，如何正確地調整心態，就成為預防富貴病的「防火牆」。

(1)開導法

開導，是我們常常用來與病人溝通的方法，也是最基本的心理療法。不管哪種類型的病人，都需要安慰和交流，跟他們談談病情，聊聊疾病的性質、原因，鼓勵他們與疾病抗爭的信心，都是很好的開導方法。因此，富貴病患者應該經常與人交流，特別是與患同樣疾病的朋友交流心得，與醫護人員維持好關係，這都會為你提供很多幫助。另外，患者需要具備一定的醫學常識，還需要懂得養生知識，不要以為藥物會治癒所有疾病，從心理上重視疾病，排除恐懼、消極心理，積極地治療，

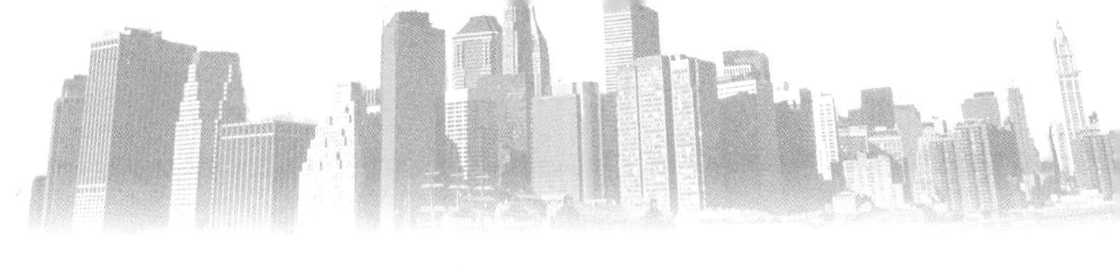

結合正確的生活習性，會發揮出很好的療效。

⑵轉移注意力法

引導病人轉移注意力，不要總是擔憂自己的病情，會減輕症狀。古代名醫葉天士在治療一位糖尿病患者時，發現他服用各種藥物都沒有效果，於是他採取了轉移注意力的方法，讓病人去種花植樹。結果病人在勞動中忘卻自己的疾患，很快痊癒了。葉天士十分注重心理療法，將這種方法稱為移情易性。移情，就是轉移病人的精神、思念和注意力，易性，就是使病人放鬆，達到治療目的。

⑶情志相勝法

情志相勝，就是以情勝情，根據五行相剋的理論，用情志刺激病人，以抵消不正常的心理活動，讓其恢復正常，進而改善病情。七情所傷導致的疾病，採用以情勝情的療法，效果特別明顯。

⑷安靜守志法

安心定志，是強調內心安靜，少生疾病的療法。《黃帝內經》說：「靜則神藏，躁則消亡。」意思是一個人如果能夠安心靜氣，就不容易生病，生了病也容易康復。要是煩躁，就不利於健康和康復。

(5)歡笑怡情法

一個人精神愉快，心情舒暢時，生病的可能性會降低，戰勝疾病的信心也會增強，相反，如果整天愁眉不展，遇事悲觀絕望，容易生病，而且也不容易康復。

快樂是保持心理健康的宗旨，一個人良好愉悅的心境是來自於多方面的，對生活的熱愛，對事業的不懈追求。運動是保持愉悅心境的最佳方式，戶外運動也能陶冶情操，在緊張的工作之餘，注重與大自然的交流，可恢復身心的疲憊。

健康標籤

世界精神衛生學會關於精神健康的四項指標：①身體、智力、情緒三者達到調和狀態；②能夠適應環境，在人際關係中懂得謙讓；③有幸福感；④在工作和事業中，能充分發揮自己的能力，有效率地生活。

第二節 學會減壓和排解憂鬱才是長久之計

健康的基礎源於一種放鬆，一種從身體內到體表的放鬆，這是一個貫穿人生的長久問題，更是身患富貴病朋友們必須掌握的技巧。

1、要長期釋放壓力

周而復始的生活，讓人們承受著太多的壓力，這些壓力不可能在片刻間消失殆盡，所以釋放壓力就成為一件長期工作。特別是富貴病患者，在承受生活壓力之時，還要面對疾病困擾，即時調節情緒顯得尤為重要。

2、即時舒緩情緒壓抑

富貴病患者應該即時將內心的鬱悶、憤怒和悲痛發洩出來，以減輕或消除各種壓力，達到心理平衡，否則不僅加重不良情緒的困擾，還會加重病情。

以下幾種舒緩情緒壓抑的宣洩方法值得借鑑：

⑴我們可以從問題的另一方面思考，當人處於情緒低落時，用誘導的方式，來轉移或抵消沖淡原有的憂鬱等不良情緒，如你與他人發生了爭吵，不如先避開，換個環境，約朋友逛街或是

娛樂，讓緊張激動的情緒慢慢放鬆，有意識地轉移注意力，從不良情緒中解脫出來。

(2)每天做件讓自己高興的事。在繁忙時不要忘記給心靈一個放鬆的機會，舒緩一下受壓抑的心情。

(3)接受一件新事物，給自己新的動力和感覺。當壓力無法承受時，暫時轉移注意力，一來新事物帶給自己全新的視野，讓自己重新感受到生命的意義；另一方面可以暫時拋卻煩惱，帶來好心情。

(4)把煩惱告訴朋友，煩惱會減少一半，不要獨自一人承受壓力和焦慮。

(5)把煩惱寫出來。當沒有朋友傾訴或者不便傾訴時，寫作會發揮減壓作用。

1988年，美國一位心理學家進行一項測試，分別讓兩組身患富貴病的白領階級的人員寫出自己的經歷。一組寫壓力和煩惱；另一組寫日常瑣事。結果六個星期後，兩組人員的狀況出現明顯區別，第一組人員心態更加積極、病症較少；第二組人員改變不大。

寫壓力和煩惱為什麼會減壓？因為寫作也是一種傾訴，當煩惱流淌在筆端時，煩惱隨之而逝。在美國，不僅醫生鼓勵病人寫病床日記，一些藥店、書店也出售空白病歷日誌，指導病人如何透過寫作減輕苦惱。

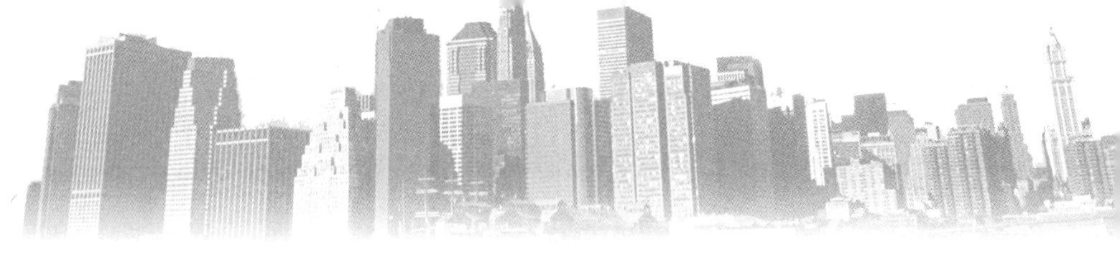

3、富貴病患者長久釋壓方法

⑴糖尿病患者心理調節

糖尿病患者不但身體飽受了無盡的摧殘，而且還給生活、工作帶來了諸多不便。久而久之，病人在精神、心理上接近崩潰。對他們來說，心理調節的重點在於：

①及早正視糖尿病，對疾病負責任，不要急著想一下把血糖控制到極佳狀態。應該根據自己的病情制訂一項長期計畫和短期目標，並積極執行。

②不要談病色變、焦慮不安甚至發怒，這只會加重病情；當怒氣上升時，可以閉上眼睛默數十下，做一下深呼吸。也可以喝點水，以控制情緒。

③經常鍛鍊，如跑步、快速地小跑，都會有助於穩定情緒，排解憤怒，還能降低血糖。

④可以找病友聊天，適當宣洩心中煩惱。

壓力過大時，下面幾種方法會對你有所幫助：

●呼吸鍛鍊

在安靜、光線略微暗的房間內，坐姿或躺在床上，自然放鬆，深吸氣，然後盡量呼出去。如此反覆，每天堅持十五分鐘左右。

●看書作畫，培養情趣

閱讀一篇文章，欣賞一幅美景，都會讓人心情平靜。

宋朝時，文學家秦觀在河南汝陽縣為官時，患病久治不癒。一天，有個姓高的朋友拿著一幅王維的山水畫《輞川圖》給他看，並說：「看了這幅畫，你的病就會好，我曾用它治好過幾個病人！」秦觀覺得很奇怪，畫怎能治病呢？然而，朋友一番好意，也不好拒絕，不妨試試。

於是秦觀臥病在床，什麼也不做，只是每天細細觀畫。時間一久，情況出現了變化，每當他看到這幅山明水秀的圖畫時，就好像自己已經離開了病床，一步步走進了那迷人優雅的畫中境界，呼吸著山谷中自然清新的空氣，聆聽著森林深處傳來的陣陣蟲鳴鳥叫，真是好不愜意。經過一段時間「畫中遊覽」，奇蹟發生了，秦觀的病不治而癒！

秦觀很高興，請來朋友詢問原因，朋友說：「你患病久了，心情自然不好，哪有精力對抗疾病？我給你這幅畫，就是讓你忘卻病痛，振奮心情，這樣一來，身體當然恢復得快了。」

⑵高血壓的心理調節

不要做力不從心的事。與自己較勁、生氣，會讓血壓不穩，這是高血壓患者的禁忌。當遇到想不開的事，或者壓力過大時，可以參考我們在以上講述的種種方法加以調理。

生活中，盡量與淡綠色、淡藍色、白色發展「友誼」，用這些色彩裝飾房間，因為顏色會影響人的情緒，這些色彩會降低血壓，讓心情安定、舒適。而紅色和深藍色可使血液循環加快，脈搏增快，對血壓穩定不利。

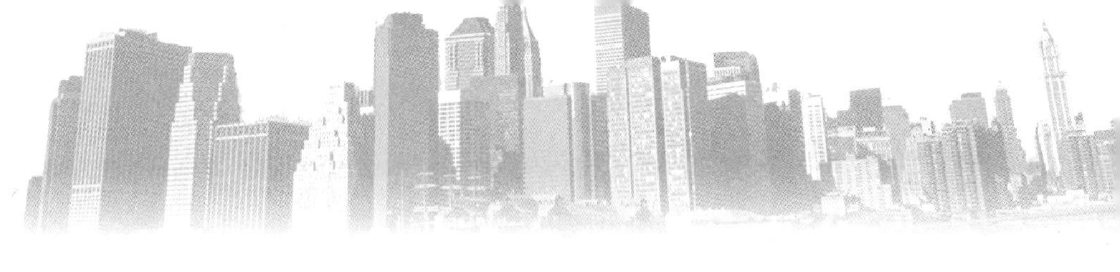

⑶肥胖症的心理調節

實際上，心理失調是造成肥胖最主要的原因，很多肥胖人士貪吃，並非出於生理需要，完全是心理上的慾望。他們無法抵禦食物色、香、味的誘惑，所以一提起食品或面對食物的刺激，就會產生強烈的食慾。

還有一種情況讓他們進食無度，那就是「應激性能多食心理」。一個人長期處於矛盾和衝突的緊張狀態時，心理壓力需要一個突破口，這時嗜食就成為其中之一。可見，肥胖與心理因素有多麼密切的關係。心理調節因此是一個治療肥胖的重要的方法。

①**因人而異**

肥胖嗜食的心理因素多種多樣，比如女性可能由於憂鬱、悲傷、暴怒得病；而男性多是追求美味、放任自流的結果。所以針對不同心理採取相對措施，才能讓自己自覺地節食減肥。

②**心理暗示療法**

暗示誘導，讓肥胖者瞭解肥胖的危害，以及多種美味的害處，像高油脂、高熱量食物對健康的影響；另一方面，大力宣講健康食物，如蔬菜、水果等高纖維食物的好處，反覆刺激他們，使他們從內心改變對食物的認知，慢慢引導走上健康飲食之路。

③**增強病人信心**

很多肥胖病人越減越肥，逐漸失去信心，從此自暴自棄，吃喝不顧。這些人很可憐，當務之急是樹立信心，找出失敗的教訓，並且從成功者那裡尋求幫助，要知道，體重減輕不是夢，循序漸進、持之以恆，總會達到目的。

⑷脂肪肝的心理調節

很多人得了脂肪肝後，因為比較輕微，沒有什麼痛苦，便不怎麼重視。他們不知道，脂肪肝大多是慢性的，起病慢、隱匿，雖然早期無明顯症狀，但是危害十分大，當脂肪堆積越來越多時，會轉變為肝硬化，危及生命。因此脂肪肝病人首先需要從心理上正視病情，從一開始就做好積極治療的準備。

還有些人與上述情況恰恰相反，他們聽說得了脂肪肝，就嚇得不得了，終日憂心忡忡，或者動輒發怒生氣。這種情況也不可取，我們知道肝臟主氣，動怒會損害肝臟，容易生氣的人也容易患肝病。所以脂肪肝病人要掌握控制情緒方法，遇事看開點，對於自己的病情，從客觀上認識，配合相對的飲食、運動，會很有好處。

⑸痛風的心理調節

①心情舒暢起來，不要因為疼痛而愁眉不展，可以適當地運動，或者關注新鮮食物，這可以分散注意力。

②防止復發，不要「好了傷疤忘了痛」，重視預防，以長期地觀念對待痛風，這樣才能從根本上改變飲食結構，並杜絕痛風。

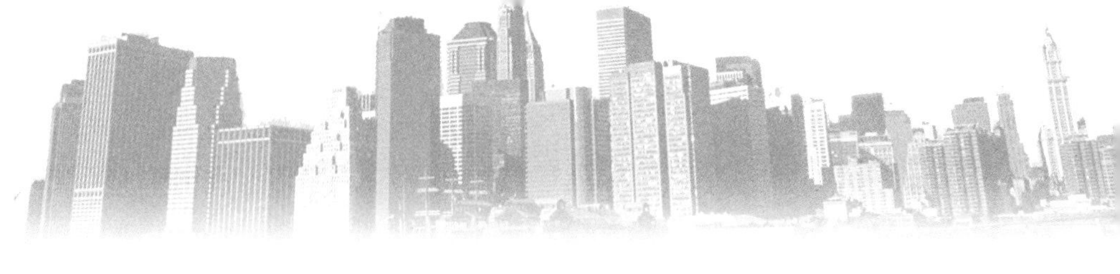

總之，不管哪種情況，正確面對這些壓力，學會放鬆，只有全身心地放鬆，才能很好地調節自己的狀態，增強與富貴病對抗的能力。

4、憂鬱症不容忽視

目前全世界憂鬱症患者約有3.4億，人們預計，2020年憂鬱症將成為繼冠心病後的第二大疾病，直接影響人類健康。憂鬱症離我們並不遠，突發的災難和長期受壓力的心理狀態，都成為誘發因素。

憂鬱症一般都會有早期徵兆，但往往不被重視，如焦慮、易激動、強烈的自責、內疚、無助感，還有食慾減退、常感精力不足，對任何事物都沒有興趣，心悸、胸悶、便秘、注意力不集中等等。如果即時調整，會得到很好地改善；如果被忽視，這些症狀自然會逐漸加重，慢慢地引起人體免疫系統功能的下降，引發相關疾病，如糖尿病、心血管疾病、關節炎、癌症、牙周炎等，進而影響健康。

長期的憂鬱會影響正常的工作和生活，那麼，如何才能排解這些憂鬱症狀呢？

(1)人們要客觀地認識自己，不誇大自我，也不貶低壓抑自我，增強信心，對工作、學習以樂觀的態度去面對。

(2)進行社會交際，不整天侷限於自我的小天地中，消除自卑心理，多與朋友溝通，放鬆緊張的心情。在需要的時候尋求幫助，不要默默承受。

(3)保持心理健康和平和心態，在學習、工作和生活中要注意讓自己的思想與客觀環境變化保持相對一致，不斷變幻角色，調整心態，在與他人與社會的關係上，能正確看待自己和他人、正確看待社會，保持良好的人際關係，適應社會。樹立適當的人生追求目標，控制慾望，就可保持愉悅的一生。切記：知足者常樂，幸福感完全是個人的心理感受，人生在世，健康為本。

(4)維持生活的規律性，保持正常的飲食，按時休息，維持良好的睡眠，遇到不順心的事，不要憂心忡忡，相信任何事物都有解決的辦法，不可過於固執、鑽牛角尖。

(5)打破憂鬱情緒的惡性循環，最好是增加活動，堅持做力所能及的事情，如唱歌、打球、畫畫等，都是不錯的選擇。

(6)心理學家馬丁·塞利曼稱憂鬱症為精神病學中的「感冒」，說明了這種情況的多發性，也提醒人們不要過於恐懼。大約有12％的人在一生中的某個時期都會出現憂鬱症狀，所以不必諱疾忌醫，要有耐心，不論有多大壓力都不要過分憂愁，多歡笑。

1995年，卡塔瑞爾創辦了歡笑俱樂部，把瑜伽的呼吸訓練和歡笑結合起來，從此，一場運動誕生了。每天一大早，卡塔瑞爾就和他的會員們在位於帕拉博德漢綜合體育場內的俱樂部進行訓練。先是「合十禮歡笑」，將手掌合在一起，以傳統的印度禮節方式虔誠地放聲大笑；然後，會員們便開始繞圈走動，一邊拍手，一邊齊聲大喊：「呵呵，哈哈哈……呵呵，哈哈哈……」這樣一遍遍重

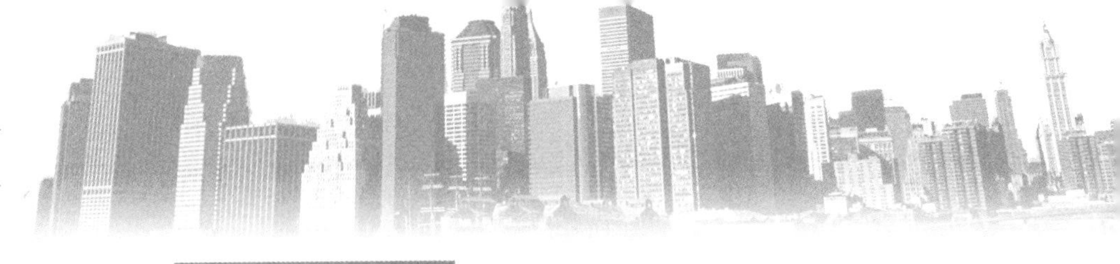

複著。接著，他們進行「正確的笑聲」訓練，由穿著牛仔褲、戴著銀耳環的卡塔瑞爾高高地舉起手掌，繞圈走著，重複地大聲說：「我不知道我為什麼笑。」其他人跟著這麼做。他們的笑聲很有穿透力，每笑一次，就按1-2、1-2-3的節拍鼓掌，持續大約一分鐘，重複著「呵呵，哈哈哈」。卡塔瑞爾說：「在歡笑俱樂部，讓我們發笑的並不是身體之外的東西，而是我們的內心。」

「歡笑俱樂部」將四種有益於身心健康的元素——瑜伽、歡笑、有氧運動和社會關係結合起來，科學研究發現，歡笑有很多功效，它能減少壓力荷爾蒙的產生，促進免疫系統功能，進而釋放人們的情緒，具有增氧健身的作用。

健康標籤

適合國人的十大減壓方法：①找家人或朋友傾訴；②分散注意力；③順其自然；④與大自然親近；⑤投入到一件事中；⑥獨自內省；⑦做最喜歡做的事；⑧把煩惱寫出來；⑨運動鍛鍊；⑩睡覺。

第三節 工作別太累，勞逸要結合

休息是戰勝疲勞和疾病的有效法寶，但是採取了不當的休息方式，或者休息時間不對，不但無法消除疲勞，反而加重身體疾病。

1、不當的休息方式

(1)選擇的休息方法不科學

產生疲勞的原因不同，休息的方式也應該不一樣。比如體力勞動導致的四肢乏力、肌肉痠痛等，最佳方式是睡眠。腦力勞動過度，引起腦細胞功能下降出現的疲勞，如頭暈腦脹、記憶力降低等，最適合的休息是體能運動和娛樂活動。現在還有一種常見的疲勞——心理疲勞，工作壓力導致精神緊張，出現焦慮、消沉時，應該加強心理調節，穩定情緒，讓心胸開闊。

(2)休息過遲

當感到體力透支時再去休息，身體會很難恢復精力。最好的時間應該是在疲勞還不嚴重時，提前休息，這樣可以在較短時間內恢復體力，有助於提高工作效率，保持身體健康。

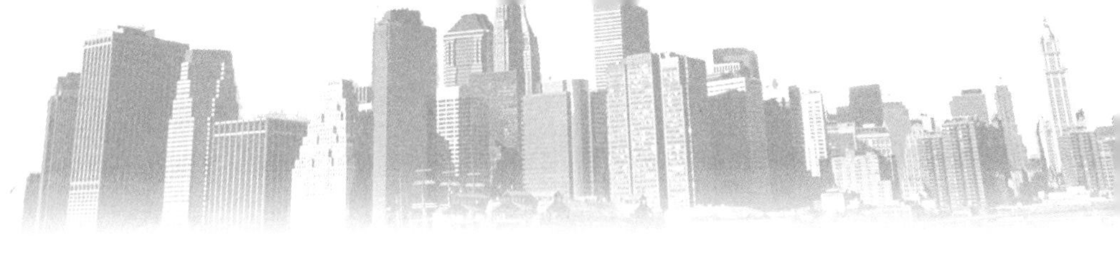

(3)休息不足

現代很多人常常睡眠不足，或者沒有時間午休等，這樣不利於健康。正常情況下成人每天需要睡眠7～8小時，年輕人睡眠時間應該適當延長。如果不捨得花時間去睡眠，身體會提出抗議。午飯後的困乏感，是人體正常生理節律的一種表現，適當午休可補償夜間的不足睡眠，使大腦和身體各系統都得到放鬆和休息。

具有催眠作用的食物可以多吃，如金槍魚、火雞、香蕉、熱牛奶、中草藥茶等；有些食物對睡眠無益，如油膩、辛辣的食物在消化過程中會讓人無法入睡，如果想有一個好覺，最好少吃。

2、緩解疲勞的最佳方法

如果你出現上述幾種情況，就要加以注意正確休息，而且還要從下面幾個方法汲取經驗。

(1)鹼性食物抵禦疲勞

人體由於體力勞動使新陳代謝產生的物質過多堆積，體液偏酸性，增加了疲勞感。維持人體的體液酸鹼平衡，可多食鹼性食物，既可抵禦疲勞，又可降低憂鬱，如牛奶、大豆、西瓜、桃子、荔枝、草莓、李子、杏、哈密瓜和櫻桃等。

(2)適度運動，消除疲勞

堅持運動鍛鍊可增加興奮性神經遞質的分泌，增強代謝功能，降低疲勞感。而保持腦力和體力協調的適宜活動，可以消除疲勞，防止亞健康，預防疾病。

①長期做粗活的人，如果兩手疲累，可以把兩隻手合起來，慢慢對搓，直到掌心感到溫熱，然後搖動雙手，大約8～10次。

②頭部發脹，注意力不集中時，可以挺直脊背，頭往後仰，用力拉動頸部肌肉，這樣堅持15秒左右；反覆幾次。

③兩眼痠澀時，可以閉眼5秒鐘，然後睜開，直盯著鼻尖；如此反覆，幾次後會放鬆眼睛疲勞。

④疲倦、打盹，無法安心工作時，可以坐正後，雙肩使勁後壓，這時兩臂自然下垂，手心向後，這樣拉動背部、頸部肌肉，反覆幾次後，可使全身放鬆。

⑤在辦公桌前坐久了，兩腿麻木時，可以使勁伸直雙腿，然後彎曲，鬆弛腿部肌肉。

(3)曬太陽提神

多曬太陽可使人的情緒高漲，上午進行半小時光照對精神委靡、憂鬱者有一定的效果。

(4)培養情趣愛好

愛好可增加人的活力和生活情趣，讓生活充實，充滿熱情，可以修身養性，陶冶情操，消除壓力緊張，輔助治療心理疾病，防止向疾病狀態轉化。

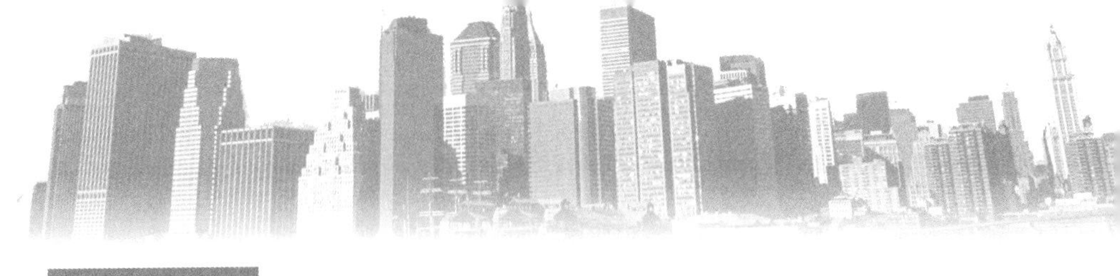

⑸戶外活動

人們整天在空調、電視、電腦的房間裡，出門坐汽車，遠離了室外的陽光和大自然中的新鮮空氣，常是委靡不振、煩悶。如果每天用半小時至一小時的時間，遠離喧囂的城市，到大自然中放鬆，到郊外接受光照，呼吸負氧離子濃度較高的新鮮空氣，對神經系統的調節有很大的益處。

此外，注意身體健康，不僅要勞逸結合，還應注意均衡營養，維持營養物質（維生素、脂肪類、蛋白質、纖維素、糖和礦物質等）在每天的飲食中一樣都不少。長期坐辦公室的白領人士，日曬少，需多補充富含維生素D的食物，如海魚、雞肝等；而長期用眼者如電腦操作者和文字校對者，易引起眼肌疲勞，導致視力下降，維生素A可預防視力減弱，要多吃魚肉、豬肝、韭菜等；當心理壓力過大，體內就會明顯增加維生素C的消耗，盡量多吃新鮮蔬菜、水果等。蜂膠屬於植物黃酮類化合物，其富含天然產物，有「血管清道夫」的美稱，也適宜防病保健。

健康標籤

補鈣安神：多補鈣可以避免發怒，防止發生一些具有攻擊性行為，有鎮靜作用。如乳製品牛奶、優酪乳等，魚乾、骨頭湯等含有豐富鈣質的一些食物。

Chapter 4

適當運動乃遏止富貴病之要

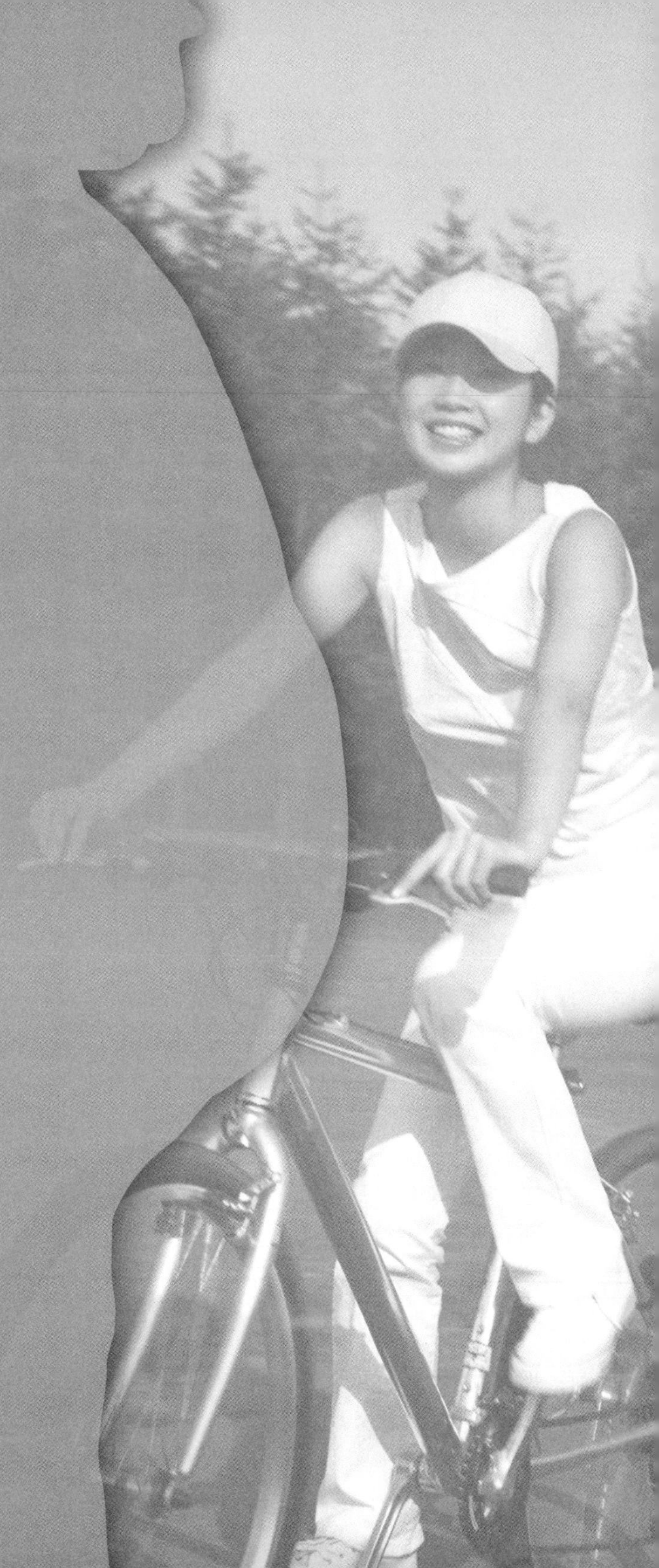

第一節 與健康運動做朋友

運動可以活動身體，促進血液循環，降低膽固醇的生成，「流水不腐」，活動的身體才不會生銹，不會病變。運動還能消耗熱量，防治脂肪堆積引發肥胖、高血脂；運動還可避免肌肉、骨骼與關節僵硬的發生。

運動還可以增加食慾，促進腸胃的蠕動，預防便秘，改善睡眠狀態。總之，運動是預防富貴病的好辦法。對人體來講，與運動交朋友，無疑是搭上健康快車的有效途徑。

1、運動並非多多益善

運動不僅可以健身，增強體質，還可以預防富貴病的發生，但是，運動並非是多多益善。運動醫學專家研究發現，長時間激烈的運動，身體可以分泌一種類似鴉片、有麻醉作用的物質，稱之腦內啡（endorphin，又稱內啡呔或安多芬）。它可使人在運動中感覺不到痛苦，特別是心臟病發作的前兆症狀——胸部劇痛。

所以，生活中也常有長跑者、力量性運動者突然昏倒或心臟病發作的情況，甚至於猝死。由於過多產生腦內啡，免疫系統的淋巴細胞就會失去抵制外來病毒的作用，易引發免疫功能失調，導致感冒或癌症等疾病的發生。

同時，過量運動也會產生很多的自由基，而這些自由基可以對身體組織和細胞產生一定的破壞，引起細胞衰老和致畸。

另外，劇烈的運動使心跳加快，血壓升高，大大增加運動中心臟病發作的危險性。美國哈佛大學的一項研究報導，如果平時一個很少運動的人，突然做激烈的運動，比如快速跑步趕火車、汽車、飛機，搬重物上樓梯等，這些突然間的激烈運動可以使心臟病的發作危險性增大6至100倍。

由此可見，認識運動的性質，瞭解每種運動的特點，結合自身情況，選擇切實可行的運動項目，才能有效防治富貴病。

2、富貴病患者的運動指南

(1)運動應因病而異

- 糖尿病患者，應避免早晨空腹時進行運動鍛鍊，或參與激烈的運動，以防止發生低血糖，通常最好是飯後1小時再做運動。同時，運動前注射胰島素的部位也很重要，必須避開活動量較大的肌肉，以避免因運動而使胰島素吸收速度過快，進而產生低血糖。適宜糖尿病患者的運動包括散步、快步走、慢跑、游泳等。
- 高血壓患者，必須待血壓較穩定後，才能進行快步走、慢跑、騎腳踏車、游泳等強度稍大的運動；血壓不穩定，最好不運動或是少運動，應該選擇散步、體操等較溫和的運動為主。

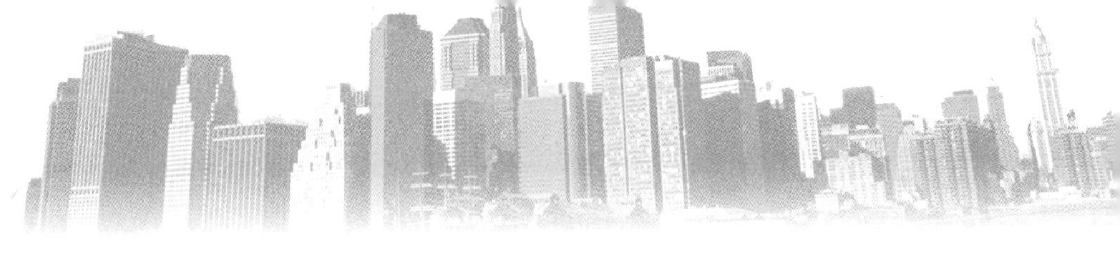

●心臟病患者運動時，往往採取循序漸進的方式，也就是運動——休息——再運動，逐漸增加運動量，以恢復身體的健康。

(2)運動與飲食結合

不要以為只要動了，就可消耗熱量，可以放心地補充營養。運動時，要粗略計算一下，吃進去的熱量是否與消耗掉的熱量平衡。很多時候，運動所消耗的熱量並沒有想像的那麼多，比如說，一位體重50公斤的人爬山半小時，能消耗正常飲食的80%，如果這時以運動為理由，進行一些零食的補充，此時吃進去的就比消耗的多了，就發揮不到消耗脂肪的目的了。

(3)運動器械並非是越重越好

有人認為，器械選擇越重的越好。其實不然，過重的器械通常會加重肌肉的負擔，使乳酸分泌更多，而並不能消耗更多的脂肪；同時，較重的器械還會撞擊身體的內部器官，存在傷及臟腑的危險性，實在是得不償失，為此，最好選擇重量適中的器械。

(4)「三三三」的運動方法

「三三三」運動模式指的是每週運動三次，每次至少運動三十分鐘，心跳須每分鐘達到一百三十次。運動是持之以恆的，這樣才能達到消耗身體內所儲存的脂肪和過多熱量，預防富貴病的發生。

可是，很多人運動量過少，或以流汗為標準，其實這些都不夠準確，只有按照身體素質狀況，把握一個原則：長時間持續，有點喘但不會太喘。

適宜的運動一定可以減掉多餘的脂肪，成功抵禦富貴病，成為健康苗條身材的一族成員。同時，除「三三三」之外，還有一些其他的運動方法。生活中，選擇合適的運動才有益於身體健康，才有益於防治富貴病。

健康標籤

吃完飯不要立即運動，因為剛吃完飯，血液在腸胃道內較多，當運動時，血液又會大部分集中在骨骼和肌肉上，如突然停止運動，血液就會淤積在下肢的肌肉中，使回心臟血量減少，進而血壓就會下降，有可能出現虛脫，甚至暈倒。

第二節 散步是一劑特效藥

散步是生活中最常見的，是體能鍛鍊中最不起眼的一種運動，也是最簡便的一種健身運動，散步可帶來諸多生理活動的變化，不僅有益健康長壽，而且可以提高身體的應變能力和免疫功能，減少疾病的困擾，有利於身心健康。

有位五十多歲的冠心病患者，心臟冠狀動脈有三支出現病變，前壁廣泛心肌梗塞，且形成了室壁瘤。發病入院後，他情緒低落，整天躺在床上不敢動。他說，「就怕一動又要犯病」。於是，他連吃飯、大小便都在床上。後來，醫生根據他的病情，對他說明適當運動的好處，並指導他在一定範圍內進行活動，結果效果良好。等他出院後，每天堅持散步，身體逐漸康復，心情隨之好轉，又能正常工作了。

在日常生活中，高血壓和冠心病患者的最佳鍛鍊方式最好是散步。不僅可降低血壓，還可改善心臟功能。

1、散步的特點

散步不拘任何形式，一般分為：緩步、快步和逍遙步三種。無論哪一種最關鍵的要持之以恆，這樣才有效果。

緩步：散步較穩健，速度為60～70步／分，較適合年老體弱者和飯後。

快步：行走較快，速度為120步／分，能使大腦興奮，下肢矯健。

逍遙步：就是走一會兒稍作休息再走，即是走走停停，緩步和快步交替散步，適合病後康復和體弱者。

散步適合各個年齡階段，不受性別、體質和場地等條件的限制，尤其是老人、肥胖、疾病恢復期和很少鍛鍊者，散步運動量雖不大，但效果明顯，散步可以使全身的肌肉、關節、筋骨都能適度運動，伸展身體的肌肉關節，促進血液循環，有利於心血管功能，尤其對身體欠佳或伴有心、腦、腎的併發症、不適劇烈運動的人，散步是理想的一種鍛鍊方式。飯後散步，更有利於消化和吸收。

2、堅持散步好處多

(1)可增強心臟收縮功能，使心跳加快，有利於鍛鍊心臟。可以保持動靜脈血管壁的彈性，進而使外圍血管的阻力降低，加速血流，改善冠狀動脈的血液循環狀況，預防動脈硬化等心血管疾病，有效降低高血壓、心肌梗塞等疾病的發病率。還能改善現代人運動不足的問題，能控制血糖值，有助於醣類代謝正常化，可以預防糖尿病的發生。

(2)可增強呼吸功能，使呼吸運動加快，並有效地增加通氣量，大量吸入新鮮空氣，加快脂類和醣類在體內的氧化代謝，可釋放更多提供生理活動所需的能量。較快的換氣，可以增強呼吸系統的代償機能，提高肺活量，即時排出呼吸道內的分泌物，保持呼吸道通暢，防治氣管、支氣管及肺部感染等。

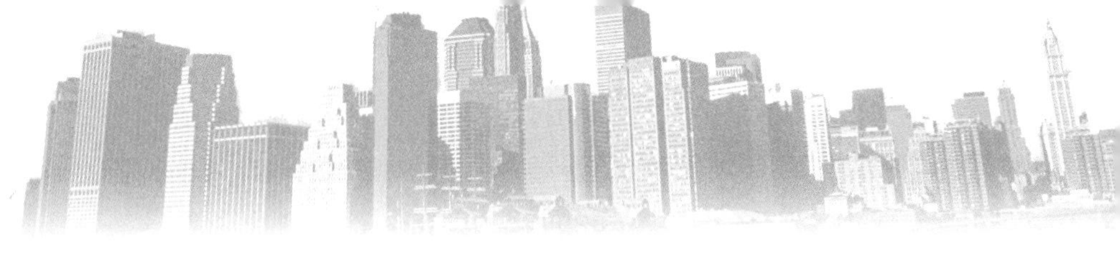

(3)改善消化功能，散步時如對腹部進行按摩，不僅增加食慾，防止食道和腸胃道痙攣，促進排便，還可防止潰瘍病、痔瘡等。

(4)可消除緊張情緒，散步可改善體內自律神經的調控狀態，放鬆精神，解憂排壓，使交感神經和副交感神經更靈活，有助於消除焦慮和神經緊張，使大腦思維活動更清晰、活躍，保持體內環境平衡。

(5)能有效控制體重，散步可以促進消化液分泌，加快消化和吸收，發揮減肥效果，能保持良好體型。飯後四十五分鐘左右，每小時以四至五公里的速度，進行二十分鐘的散步，可以健身減肥；飯後二～三小時散步二十分鐘，減肥效果更佳。飯前、飯後散步是防治糖尿病的有效措施。

(6)可降低骨質疏鬆，經常散步可增加鈣源的沉積，減少鈣流失，延緩退行性病變，增強骨骼的強健功能。

(7)有助於促進睡眠，堅持散步可提高夜間睡眠品質。

3、散步必須達到一定運動強度才有效

最佳時間通常在下午或20:00前為宜，這段時間內反應敏捷，精力也比較旺盛，散步可以緩解一天的疲勞，消除緊張情緒，使人放鬆。

散步以個人的身體狀況進行調節速度和時間長短，因為散步是輕微的運動，每天可一至二次，

至少持續二十分鐘以上，才可對各個器官的代謝產生效果。一開始大多為慢速和短距離，慢慢增速和加距離。速度為60～110公尺／分，散步距離大多為1500～3000公尺。經常散步的人每次距離可達到4000～5000公尺。每天一小時可保持心臟健康，坡路散步則有助腰腿部鍛鍊，如果長時間，以100～110次／分的心律的程度進行散步，能大量消耗體內能量，促進多餘脂肪消耗，達到減肥的效果。

4、要保持正確的散步姿勢

散步時一般採用抬頭挺胸，雙眼平視前方，稍微收腹，保持臀部肌緊縮，雙腿自然，放鬆運動，雙臂自然擺動，呼吸有節奏。

5、輕鬆散步有助於防治富貴病

● 高血壓患者：早晚散步十分鐘可使血壓穩定，尤其早晨散步，可刺激睡眠狀態中的血管，使血管順利擴張收縮，還可補充新鮮氧氣。

微雨濛濛時，高血壓患者不妨走在自然環境中散步，這種效果非常好。雨水淨化了污染的空氣，產生的負離子具有安神舒氣、降血壓的功效。同時，細雨中散步，還能讓人心情放鬆，這時可以伴隨著對頭部、臉部進行按摩，會達到神清氣爽、精神抖擻的效果。

● 冠心病患者：散步是一種有效的輔助療法，有節律地散步，不僅可加快血液循環，還可擴大血管容量，加強心臟功能，同時增強了肺活量。呼吸深沉，吸入的氧氣就會增多，進而能減

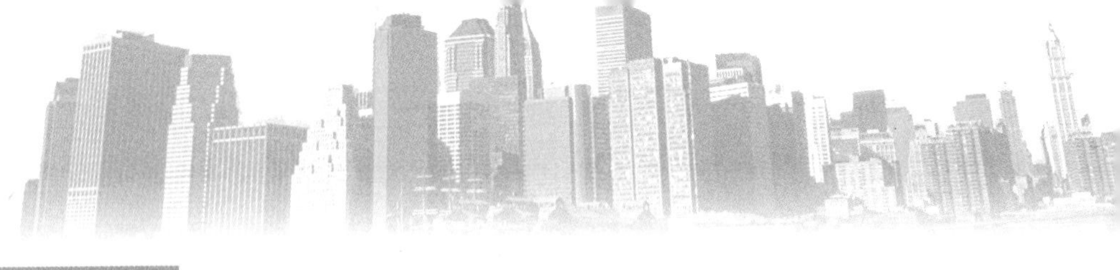

少血管壁上膽固醇的沉積，增強血管的彈性，會降低心肌梗死的可能性。冠心病患者適合在傍晚時分，緩慢、適量地散步。

● 糖尿病患者：散步可以增強人體對胰島素的敏感性，有助於提高人體自身控制血糖的能力。很多糖尿病患者在運動後，會覺得一天都很舒服，血糖也會下降。糖尿病患者適合慢速、中速散步，每次三十～六十分鐘，有著很好的保健作用。

無論是哪一種富貴病都要堅持長久散步，才能有效。同時，散步對腦力勞動者和老年人，以及特殊人群都有一定的益處。腦力勞動者因長時間用腦，會使腦的血液和氧氣供應不足，而出現大腦的疲勞感，症狀為頭暈、記憶力下降、精力不集中，並且食慾不振，而經常散步能消除腦力疲勞。老年人散步可增進生理和心理健康，達到祛病、防病的目的，成為促進長壽的重要方法之一。

總之，散步是一劑特效藥，適合所有的人群。

健康標籤

擺臂散步：在散步時，雙臂加大前後擺動幅度，增進雙肩和胸廓的活動，主要適合患有呼吸系統的慢性疾病者。

摩腹散步：散步時，用手掌輕輕地以順時方向摩擦腹部，主要適合腸胃道的慢性疾病，可以預防消化不良。

第三節 跑掉一身贅肉

運動能提高基礎代謝率，不過當運動後，基礎代謝率升高的時間僅持續二十四小時，因此，運動必須長時間堅持，最好兩天運動一次，或每週運動三次為宜。每次運動必須持續半小時以上，有助於體內脂肪的分解，不易引起飢餓。

如果每次運動只有十五分鐘，那麼燃燒掉的只是醣類，而不是脂肪，只有當運動半小時以上，才會燃燒較多的脂肪，而運動持續時間越久，燃燒掉的脂肪就越多。因為連續運動的主要能源是來自於脂肪，而暫態爆發性的運動能源則是來自於醣類。對人體來說，跑步是比較適合燃燒脂肪的運動。

跑步是基本的活動技能，與散步的區別在於雙腳交替落地過程中有一個騰空的階段。它是一種全身性的運動，能促進身體各個器官的功能健康，使全身的肌肉有節律的收縮和鬆弛，使肌肉纖維增多，肌肉發達，增高蛋白質含量。

中老年人跑步，有保持精力與體力、延年益壽、強身祛病的作用。肥胖者常跑步，可增強心、肺功能，提高心血管的健康和耐力，增強胰島素功能和免疫狀態，促進醣的代謝，有利於保持正常體重，比單純降低體重有效。

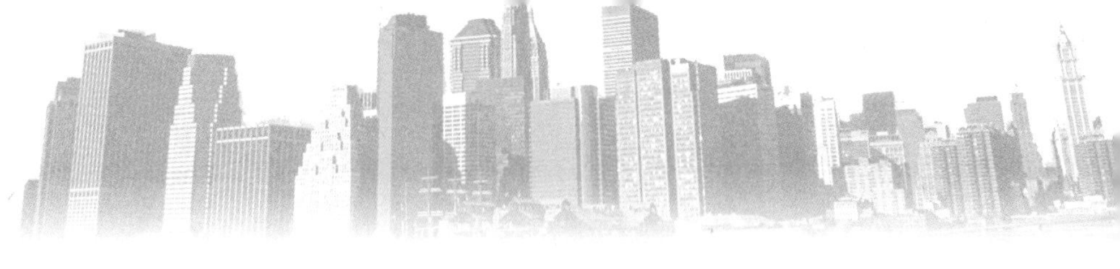

1、跑步健身之功效

(1)增強心肺功能。堅持跑步，可保持對心臟血液和營養物質及氧的充分供給，有效提高心臟功能。臨床證明，長期跑步的中老年人，心臟和肺功能相當於比他小二十五歲的不運動者的心臟和肺。

(2)增強神經系統功能。跑步可調整體內的平衡、調節情緒、振作精神，消除腦力勞動的疲勞，可以預防神經衰弱，因此，跑步對增強神經系統的功能有良好的作用。

(3)可以促進新陳代謝，控制體重。跑步能消耗體內大量的能量，減少脂肪的堆積，減輕體重，增強體內新陳代謝，改善消化和吸收功能，增進食慾，是預防超重和治療肥胖的有效方法。

2、跑步要達到最佳運動強度

最佳運動時間一般在下午四點到六點或晚飯後兩小時，如要早晨跑步，最好是在太陽出來後。

跑步時通常要將頭抬起，雙眼正視前方，保持頭部與軀幹正直，身體自然放鬆，手臂下垂，腳向前跨步落點正好是身體重心的正下方。

跑步時要注意步伐和呼吸，保持步伐平穩，用鼻吸氣，口鼻配合呼氣，在六步左右完成一次深沉的呼吸。均速跑步時採取四步一吐氣，兩步一吸氣；加速跑步時則三步吐氣，三步吸氣為宜；當耗氧量增大時就要掌握兩步吐氣，兩步吸氣的原則。

跑步強度的控制，要根據自己心跳的次數，適時進行速度調整。可以運用公式進行計算每分鐘的心跳次數：（220－實際年齡）－休息時每分鐘的心跳次數×75%＋休息時每分鐘心跳的次數。

跑步要根據自身情況決定跑步距離，但要掌握一點，每天跑步最好在二十分鐘以上，跑步時間控制在二十至六十分鐘間為宜。每週跑步三～五天。跑步的強度以跑步五分鐘後，額頭和後背有微微出汗為宜，這時可給身體的代謝一個轉換，讓呼吸順暢自然，足下動作輕鬆。要用心律檢測，脈搏保持在120～180次／分鐘。

3、有效消耗體內脂肪，增強肌肉力量

很多人肥胖的部位主要在臀部和腹部，主要是由於工作性質所致，不活動，多餘的熱量消耗不掉，就轉化成脂肪沉積在這些部位。所以想要減掉這些部位的贅肉，必須改掉不良的生活方式，增加運動，消耗多餘的熱量，使每天消耗的熱量大於攝取的熱量，這樣就能達到減肥的效果。

跑步四十分鐘能消耗脂肪，而運動時的能源是體內的糖原。如果身體糖原充足，活動時首先供能的是糖原。而當糖原不足時，肌肉就會分解成糖原，提供體內所需要的能量。

一般均速跑步二十分鐘左右，體內的糖原基本上就會消耗怠盡，此時，身體就會轉向脂肪供能，體內消耗開始轉為脂肪消耗。脂肪供能表現是全身發熱且出汗較少，因為脂肪產生能量，同時也會分解水分。

在美國流行到大海或游泳池裡慢跑的運動，稱為「水中慢跑減肥運動」，水中慢跑對肥胖者尤其適宜。由於水的密度和傳熱性比空氣大，在水中消耗的能量比陸地多很多，所以減肥效果明顯。進

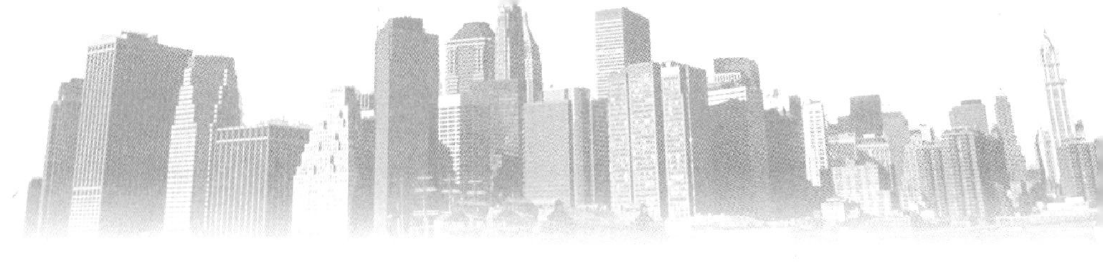

行「水中慢跑」時，身體垂直懸浮，鼻孔略高於水面，四肢猛烈劃動。這一運動不僅消耗能量多，而且水可以平均分配身體負載，避免了陸地慢跑時腳頻繁撞擊地面的次數，可以保護腳部、膝部和臀部肌肉，減少拉傷。

因為水的阻力比空氣大，在水中慢跑三十分鐘，相當於陸地上跑一個半小時。水中慢跑也有注意的問題，那就是應該循序漸進，不要第一次就進行長時間慢跑，最好跑五分鐘後，測量一下心跳次數，如果不超過110～130次，可以繼續慢跑；並且注意休息和運動結合。

3、早晨鍛鍊不如晚上鍛鍊

從身體而言，早晨起來身體處於缺水狀態，血液較黏稠，如跑步進行劇烈運動，可造成大腦供血不足，誘發腦溢血、心肌梗塞等危險的發生。建議：晨練前最好喝1至2杯白開水。

從環境上講，太陽未出之前，空氣中的一些有毒物質很難揮發，故不適鍛鍊。同時，晨練還會增加人體的食慾，易吃得更多。

由此可見，早晨鍛鍊不如晚上鍛鍊。晚上跑步通常以晚飯後半小時為宜，採用慢跑的形式，或快步走，持續半小時以上，這樣就可將全身的脂肪細胞充分地運動起來，進行有氧呼吸，減掉身上的贅肉。要注意，劇烈跑步，身體處於一定的缺氧狀態程度，是不能氧化脂肪的。

4、適當補水和適量補充維生素E

長時間跑步身體大量排汗，血漿量就會下降。即時補水可增加血漿量，能降低血流的阻力，提高心臟效率和運動持續時間。而在跑步前三十分鐘左右補足水分為最佳，如運動中口渴難忍，則可少量補水。

另外，在跑步過程中，大量攝取水分，易引起維生素C和維生素B群的流失和不足，為避免運動過程中所產生的自由基對身體造成傷害，可補充維生素E以抗氧化。

5、跑步姿勢

跑步也要姿勢講究，並非只要跑起來就達到目的。因為消耗脂肪的關鍵是要接近無氧界限的運動強度，如何達到這一強度，正確的姿勢會讓你無需浪費額外的能量。

(1)向前是跑步的關鍵姿勢，頭要對準前方，眼睛注視前方，不要低頭縮胸；肩部適當放鬆，自然下垂。以肩為軸前後擺動雙臂，幅度不要超過身體正中線；肘關節角度為90度，手、腕自然放鬆。

身軀直立，不要前傾或者後仰，以利於呼吸，保持身體平衡；不要前後左右搖晃，腿、髖轉動自然放鬆。腰部自然直立，不可過於挺直。步幅不可過大，腳落在身體前方一尺左右即可，靠近正中線，以免跟腱受力過大而勞損；腳落地時小腿盡量向後扒地，讓身體向前，以緩衝著地時的衝擊力。

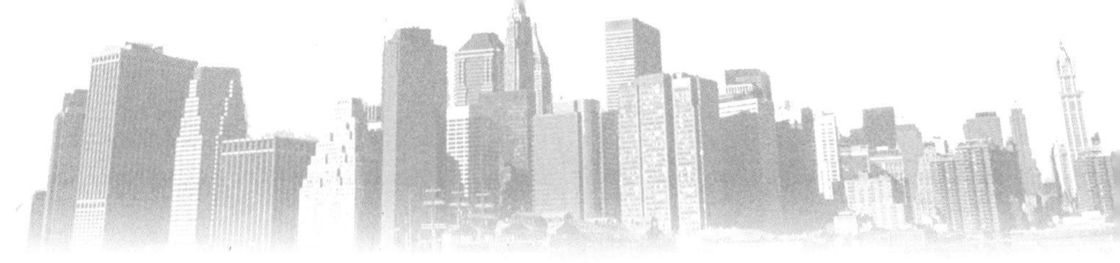

(2)跑步是一項動力運動，進行力量和伸拉練習，可以防止跑步造成的疲勞狀態。比如聳肩，肩放鬆下垂，然後盡可能上聳，這樣重複幾次，會減緩頭肩疲勞；抬起肘部，兩臂一前一後來回擺動，做預備起跑姿勢，會放鬆肘臂；雙腳前後開立，與肩部同寬，身體中心下壓，感到肌肉緊繃時放鬆，重複幾次，會放鬆髖部。

健康標籤

效果較好的幾種跑步方法：1.在景致優美之地進行跑步，可以變換環境，到公園等處既可以欣賞風景，又可以呼吸新鮮的空氣。2.聽音樂進行跑步，選擇有節奏感的音樂，可消除乏味感。3.結伴進行跑步，可相互督促，消除寂寞感。

第四節 多流汗，防治「三高」狼狽為奸

所謂「三高」，指的是高血壓、高血糖、高血脂，是富貴病的典型症狀。當「三高」相約而來時，會加快血管的硬化程度，累及心、腦、腎的病變，誘發中風，危及生命。「三高」一般在早期很難被患者發現，比如高血糖，一部分人檢查空腹血糖並不高，但其餐後血糖早已超過了11.1mmol/L，所以，無論有無症狀，在健康檢查時，不能只空腹抽血檢查，這樣極易漏診，得不到即時治療而延誤病情。再如長期的血脂過高，身體雖無症狀，但血管內皮細胞上會有大量的脂質沉積，使血管硬化，引起冠心病、腦中風。

預防「三高」，有效地控制情緒，穩定血壓，保持規律睡眠都是不可缺少的，但是運動是預防的關鍵。運動對腦血管有直接的作用，可以增加腦血管的血液流量，增加腦神經分泌介質，而運動後這種介質的分泌還會增多，進而減輕血管硬化的程度，降低了血管的阻力，因此，運動可以防治「三高」的發生。

1、運動要出汗

適當的運動，可有效改善微循環，消耗熱量，增強脂類和糖的代謝，對調理五臟六腑，平衡陰陽有一定的效果。一般有氧運動效果顯著，可令頭腦清醒，肢體靈活，身體舒服，微微出汗，說明微

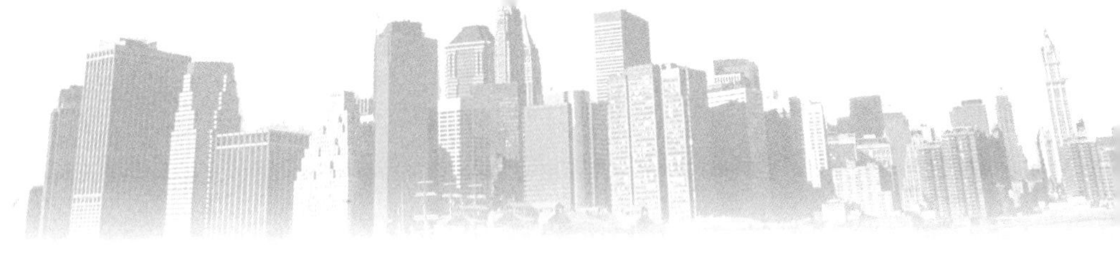

循環已逐漸打開，雖因運動有些累，但只要休息片刻即會很快恢復，不會出現腰痠背痛等症狀。

2、三高者運動原則

適當運動對「三高」的防治有益，不過運動也要遵循一定原則。

(1)運動方式因人而異。腦力勞動者可以多爬爬山、做做健身操等，促進腦細胞發育，改善神經衰弱、血壓過高的毛病；身材較胖者可以多步行、跑步、騎自行車等，這些靈活輕鬆的運動可以降脂抗衰老。

(2)運動強度和時間要持續加強，不能太急，最好從短時間、強度低開始。一般情況下，應該先排除各種危險後才可以確定運動；而且運動過程中，盡量根據身體反應調整姿勢、運動量等，以免發生意外。

(3)鍛鍊要規律，比如每天運動三十分鐘以上，每個星期至少運動五次，都是很好的運動習慣。有規律的運動有利於降低血壓，如果運動斷斷續續，血壓忽高忽低，危害反而更大。另外，規律運動還能提高心肺功能，減少精神壓力，以及脂肪在體內的堆積，對預防心血管疾病大有幫助。

3、運動也應注意合理飲食

合理均衡營養飲食，粗細搭配，管好自己的嘴，保持八分飽。俗話說：「藥食同源。」三餐均衡，如一些食物，生薑、紅棗、黑芝麻等，既是藥也是生活中常吃的食品。藥主要是治病，而食主要是進行內在的一種調理。平時可多吃蘑菇、木耳和魚，以及芹菜、茄子等，既可以有效地軟化血管，又可以降低血壓。而每天吃香蕉，血壓可下降10%。故此，在運動的同時，也一定要保持合理的飲食，對防治高血壓、冠心病和動脈硬化有一定的促進作用。

健康標籤

監測「三高」併發症，要經常監測血壓，定期抽血檢查血糖、血脂，以及對心、腦、腎、眼的變化及功能的檢查，適時進行藥物調整，一旦對身體有損害，就要即時就診，以降低併發症的發生，「三高」者最好每年進行一次全面的身體檢查。

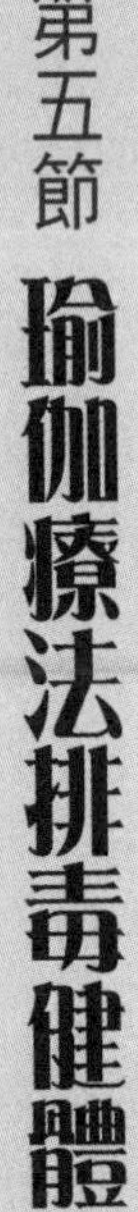

第五節 瑜伽療法排毒健體

瑜伽是一項古老的健身運動，發源於古印度，有五千年的發展歷史。瑜伽屬於有氧運動，可以三調合一（即調身、調息、調心），促進新陳代謝，改善睡眠，對心血管疾病、高血壓、頸椎病等引發的一系列生理和心理的病變，具有明顯效果，是降壓、減肥、治病的有效方法。

1、瑜伽減肥塑身

(1)雙腿伸直，後背直立，吸氣時雙手舉過頭頂，盡量伸展；呼氣時手臂和身體一起向前向下，這時眼睛盯著腳尖，讓腹部盡量接觸大腿，做三個腹式呼吸。注意膝蓋伸直，不可打彎。吸氣時身體直立還原，繼續重複上述動作。這個瑜伽動作可以伸展背部，促進呼吸系統和消化系統，利於腹部脂肪燃燒。

(2)雙腿分開站立，約兩個半肩寬。右腳向右旋轉90度，然後吸氣，伴隨著雙手上舉，接著呼氣，手臂帶動著身體右下彎曲，直至手尖觸到右腳。此時，左手手掌向前，掌心向上。保持如此動作做三個腹式呼吸後，手臂和身體還原，反向重複上述動作。此動作可以鍛鍊胸部和兩腳，減輕關節疼痛、坐骨神經痛，同時有助於腰部脂肪減少。

2、瑜伽降壓，改善心血管疾病

做瑜伽運動時，血管壁細胞會釋放一種叫做Nitric Oxide的物質，該物質含量增加，會增強血液輸送功能；相反當它含量降低時，動脈會發生硬化，能量供應不足，繼而影響心血管系統健康。

耶魯大學醫學院曾經進行過一項研究，讓心血管疾病人參加瑜伽練習，每週三次，持續六週後，他們的血壓和心律都有了改善。檢測發現，他們體內Nitric Oxide升高了70％，這些參與者不但疾病得到康復，就連性功能也得到改善。

瑜伽可以隨時隨地練習，這裡介紹幾種床頭瑜伽，對改善你的心血管健康會有幫助。

(1)深呼吸，吸氣時收縮腹部，呼氣時盡量呼出廢氣，感受鼻息被帶到脊椎；這種練習可以推動氧氣在肌肉中流動，讓人獲得安寧的精神狀態，有利於降壓，降低心律。

(2)在床上平躺，兩腿併攏，腳趾向前。然後伸開兩臂，過頭部，分開與肩寬。這時盡量伸展雙臂，保持肘部直立；並且盡量伸展雙腿，保持膝部挺直。這一練習可以刺激血液循環，對心血管疾病患有利。

(3)在床上平躺，兩腿併攏，兩隻手臂向兩邊平伸，然後屈右腿，膝蓋放到左腿上。此時，轉動頭部，眼睛看著右臂。靜止不動十秒鐘後，反向重複此動作。這一練習可以伸展胸部、臀部，活動頸部，能夠活躍神經系統，間接地幫助降壓，恢復心血管健康。

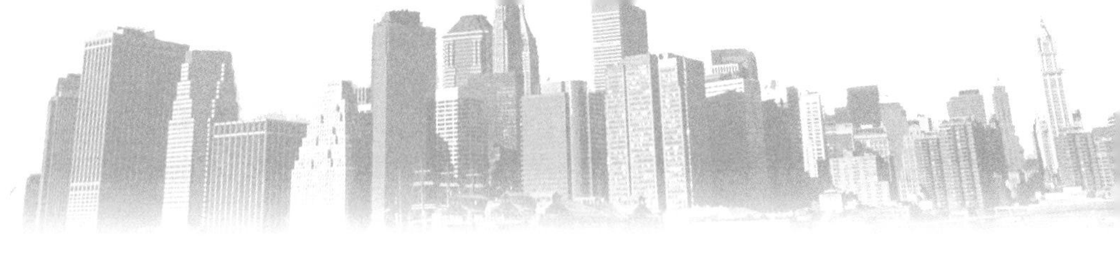

瑜伽雖然具有多種功效，不失為富貴病朋友的好夥伴，但也不可過於盲從地練習，練習不當易引起損傷，應該量力而行。

(1)平衡力量是本質

練瑜伽不可急躁，應保持平和心態，以每週三次為宜，堅持三個月才會有效。疾病使人體內在失調，瑜伽是整體性療法，瑜伽就是平衡，在持續練習姿勢，進行調息和放鬆的過程中，對疾病有著預防和治療作用。

(2)因人而異做瑜伽

瑜伽是全身性的一種腺體運動，一般無年齡限制，但是患有高血壓、心臟病的人在病情加重時最好不宜練習，如要練習的話，待病情穩定後可做一些強度小、難度不大的動作；女性經期不能做瑜伽，因其體位變化大，頭朝下或弓形動作，血液倒流，易導致心腦的供血不足、出現缺血而休克。

(3)瑜伽與飲食

過飽、過餓不適宜練習瑜伽，在練習前後一個小時不能吃食物，在進食兩小時後才可以練習瑜伽，要少吃或不吃肉類食物，不要喝咖啡，不要吃油炸的食物。

(4)瑜伽與環境

練習瑜伽時應心情放鬆，保持室內空氣新鮮，自由吸入氧氣，因為瑜伽最關鍵的就是呼吸。最好穿棉質寬鬆衣服，取下腰帶和耳環等飾物。

(5)瑜伽要循序漸進

練習瑜伽要採用正確的方法，掌握瑜伽姿勢和要領。每一個練習動作都要謹慎，動作舒緩，在練習過程中保持有規律的呼吸和動作的整體平衡，有助於放鬆身體。

(6)高溫瑜伽排毒更好

對瑜伽而言，是講究身體拉伸的運動，溫度有著很重要的作用。高溫瑜伽不但有助於塑身，而且有利於身體排毒。練習時，透過體溫慢慢提升，進而加快了血液循環，身體排汗功能增強，人體內的許多毒素被排出體外。大量毒素被排出，能減少臉部皺紋，肌膚會光澤紅潤，可以增強肌膚免疫力，提高抵抗力，視力和聽力也能夠得到有效改善，還可以調節情緒，發揮減壓的作用。例如，對淋巴系統進行一定的刺激，就會迅速排毒、減脂，促進血液循環，有利於增強心肺的功能，調節新陳代謝，增強肌肉力量和身體的柔軟度。

練習高溫瑜伽，一般室內溫度保持在32℃至38℃左右，在六十分鐘內完成。因高溫環境，比常溫排毒、減脂效果更迅速且更有效。

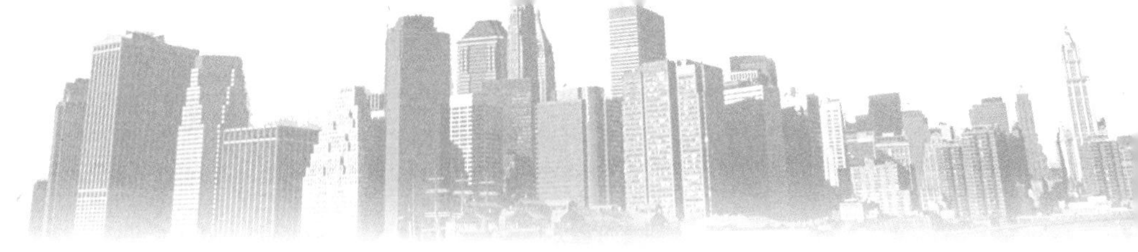

排毒固然好，但對於一些疾病人群，如高血壓、心臟病、糖尿病、腎病和感冒等是不宜進行高溫瑜伽的練習。

總之，瑜伽練習可調節體內循環系統，增強神經系統和內分泌系統的功能，每一個輕柔的動作，按摩與伸展，都有益於身體的健康。

健康標籤

簡單易行的瑜伽排毒法：在椅子上坐好，右手放在左膝外側部位，然後做吸氣動作，此時左手盡量向後伸展，並且要張開五指，雙眼要注視中指，做五個連續的呼吸動作，再將手上舉慢慢回復到原位。每天五～十分鐘，持之以恆一定會收到良好的效果。

第六節 太極拳「調情」養身

太極拳以其柔和的動作，放鬆的身體姿勢，使大腦皮層進入保護性抑制狀態，達到放鬆意識，放鬆肌肉，進而使大腦的疲勞程度緩解，活躍情緒，使神經系統的平衡得以恢復，增強免疫力和抗病能力。

有位先生高血壓多年，血壓反覆不穩，在他人指點下開始練太極拳。練習近四個月，再做極度深呼吸時，感覺肺活量加大了，骨骼肌肉也有了力量，每次練完，身心舒暢。再次測量血壓，發現穩定很多，為此他十分高興。

太極拳講究「用意不用力」，透過緩慢柔和的運動，促進血管彈性增加，增強心肌營養，使血管神經穩定，並且有利於膽固醇高密度脂蛋白增加，減低動脈硬化以及心血管梗塞的危險。實驗證明，柔和緩慢的運動可以稀釋血液，因此，太極拳對於預防心血管疾病無疑是理想的方法。臨床觀察，高血壓患者打完一套太極拳後，收縮壓約降低10～15毫米汞柱。

1、勤練太極拳有利健康

太極拳具有氣功內行調心之法，以意導氣，以氣運身的鍛鍊，形成太極拳意識、呼吸和動作的結合，剛柔相濟，快慢有節。

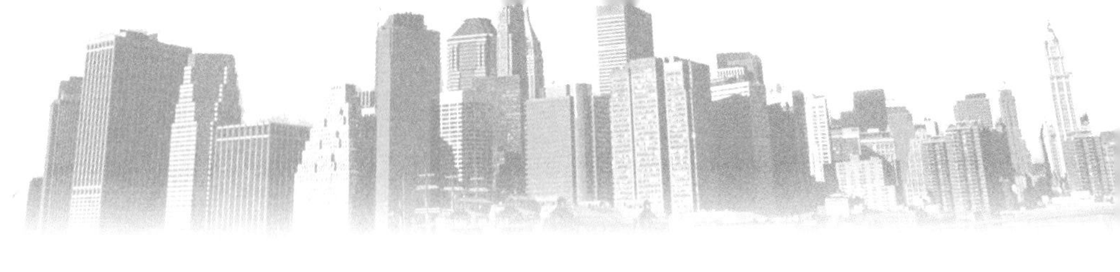

勤練太極拳可以通經活絡，調節人體代謝紊亂和臟腑陰陽氣血失調，強調全身放鬆，消除和轉移不良情緒的刺激，有利疏通經絡。適當的輕慢鬆柔的全身性運動，加大了經絡傳導的速度和強度，使氣血充盈全身各處，進而對全身各臟腑組織器官進行滋養，調節陰陽平衡，維持和保護正常的生理功能，增強抵抗力。

練太極拳，必須做到放鬆和氣道通暢。肺調全身氣行，練拳不可閉氣、用力，以放鬆、沉氣為主。在練拳過程中，強調注意放鬆，調整呼吸和動作，達到心情舒暢，精力充沛。

2、動靜結合，鬆靜自然

太極拳所謂的輕、鬆、靜都是相對的，練習者要足下穩重，手上動作輕柔，有鬆有緊，靜中有動，動時猶靜。而最重要的是要使弓腿和坐腿為基礎步法準確，做到下肢有力，前進與後退自如，腳下步履如生根。運動過程中，都要放鬆肩和肘關節，不需做主動運動，為伸屈傳動，不可聳肩抬肘。動的關鍵在於腰，勁力來自腰腿，意思是指根在腳，而發於腿，腰為第一主宰，而形於手指。因此，腳下功夫和腰的動作有著關鍵的作用。把握穩輕與靈活，動作弧線要圓滑、寬大綿長，保持高度緊湊協調，內外上下密切配合，動中有靜，靜中有動，動靜緊湊。

3、太極拳養生調節

太極者，乃陰陽之結合，根據陰陽、臟腑、經絡、氣血學說創造的太極拳即是調心、調氣、調身，貫穿於靜、聚、貫、順、沉、暢、鬆、正、整。要求是環境清新，心神安靜，身體內外放鬆，做到以心行氣，以氣運身，神形合一，意氣相互依存。持之以恆堅持練習，不僅可以強心益腦、補肺固腎、養肝健脾，還可以調和氣血、陶冶情操、增強調情養生之作用。

(1)強心益腦。太極拳強調用意識引導動作，達到心神安定，放鬆身體。不僅可以使思維敏捷，心氣運暢，提高血液循環和大腦調節的功能，還可以增強記憶力，延緩衰老。

(2)補肺固腎。練太極拳要氣沉丹田，使心腎相交，增強肺主氣功能，使肺活量提高，以吐故納新推動全身氣血運行，以得到營養的供給。呼吸與動作相結合，有利於肺氣宣發和水道通調，不易患病。

(3)養肝健脾。練太極拳意念清新，情緒平和，以意行氣，全身放鬆，輕柔的動作，肝氣可以舒和條達，發揮養肝的作用，肝血得藏，有利脾胃消化。練拳時的腹式呼吸，內臟蠕動加強，利於行氣活血，增強新陳代謝，可以舒筋活絡且養肝明目。

(4)調和氣血。經絡是人體氣血運行的通路，經絡疏通全身通調無阻，血氣充足和順，精力充沛，可以增強抵抗力。

(5)陶冶情操。堅持長期練太極拳，可以保持心情放鬆，神情安然，精神愉快，不為瑣事所困擾，能即時排解心情的鬱悶。生活中如遇煩惱之事，不妨在大自然中尋得一處清幽之地，練一練太極拳，不僅可以增強信心，放鬆慾念，使氣血平和，還可以陶冶情操。

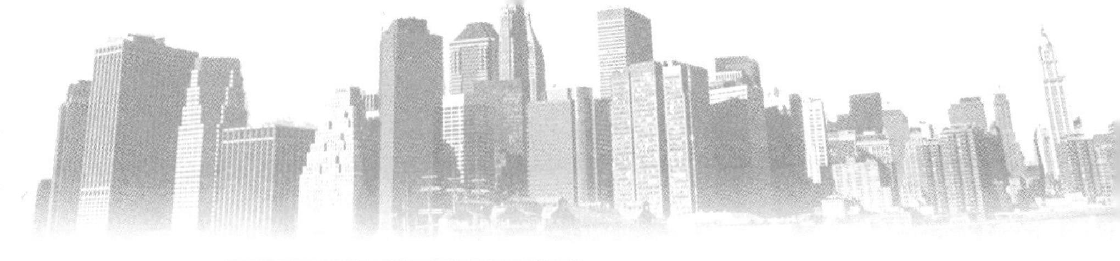

太極拳對全身各個系統，如循環系統、呼吸系統、消化系統，以及神經系統、內分泌系統、運動系統等有防病、治病之作用。對泌尿系統和生殖系統有保健之功能。尤以陶冶情操，提高整體素質更為有效。太極拳也是一種有氧運動，透過身心與神形的共同修練，按照三調合一的原則，根據自然規律的陰陽平衡對人體的陰陽對立統一的運動進行調整，保持氣血運行、協調臟腑、內固精神、陰陽平衡。對富貴病來說，持久堅持練習太極拳是一條非常可靠的健康之路。

健康標籤

太極拳對各期高血壓的患者都適宜，其動作柔和，可以對全身肌肉放鬆，放鬆血管，進而降低血壓；太極拳是意念引導動作，強調的是思想集中，這樣更有利於降低血壓，可以保持高血壓患者的動作的平衡性和協調性。但應注意：高血壓患者在運動過程中，不可做過猛的低頭彎腰動作和大幅度體位變化及用力摒氣，以避免意外。

第七節 健身操人人適宜

健身操，也叫健美操，顧名思義是一項讓身體更加健康美麗的運動。在生活中，健身操形式多種多樣，可以一人進行，也可以多人同時練習；可以徒手練習，也可以利用一些器材來運動。在常見的健身操中，一般分為高衝擊和低衝擊兩類。前者指的是有跳躍動作的體操，單腳或雙腳跳躍，較為傳統，消耗能量大，對心肺鍛鍊效果極佳。後者指的是沒有雙腳跳躍動作的體操，以其他有節奏的運動，比如左右旋轉、踏步、踢腿等動作進行。兩種運動都具共同特點，那就是富有韻律性，對鍛鍊身體卓有成效。由於健身操強度低、密度大，運動量可大可小，比較容易控制，適合所有人。

健身操不僅可以健美身體，對於現代富貴病也很有效果，可以控制體重，預防肥胖症；增強心肺功能，提高肌肉耐力；使人心情愉悅，降低心理壓力，增強健身效果，維持身心健康，有力對抗各種疾病。

1、健身操有利於心血管健康

健身操能增強心肺耐力，提高肌肉力量，以及身體的平衡性、靈敏度，達到全身的協調與柔韌。心肺耐力提高，可以使心臟與循環系統有效工作，促進新陳代謝；而肌肉力量是強健體魄的象徵，增強了肌肉的活力，可以減緩組織退化和衰老。所以，健身操是理想的保健運動，是人人適宜的一種健身運動。

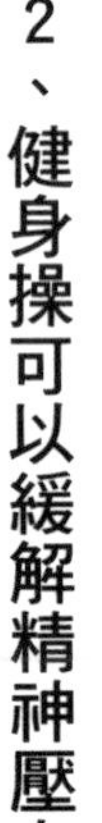

2、健身操可以緩解精神壓力

長期的精神壓力導致心理障礙，而生理性的疾病又大多與心理性的疾病有關，常引發富貴病。輕鬆愉快的健身操可緩解壓力，轉移注意力，進而減少疾病，對於預防高血壓、糖尿病等都有好處。

在辦公室的白領階級人士，如果工作較為繁重，想緩解一下壓力的話，最好的方式就是進行一些簡單易行的健身操運動。比如手指運動：運動者可站可坐，上身直立，挺胸收腹，雙臂向前伸，一上一下，兩手交替握住，上面的手臂輕輕向內拉引，隨後下面手臂被握住的四根手指，從小拇指開始依次伸出來。做完後，交換手臂重複動作。做這個練習時，可以潛意識地給自己打拍子，默唸著「1、2、3、4，5、6、7、8」，根據個人情況調整速度、強度。

3、健身操可以減肥

健身操保持一定的強度，可以消除體內和體表多餘的脂肪物質，進而維持人體的吸收與消耗的平衡狀態，達到減脂的目的。經常進行健身操運動者比不運動者能多消耗三倍熱量。

一種床上健身操有助於減少腹部脂肪：仰臥床上，兩腳併攏，然後一條腿繃緊，膝蓋不可彎曲，緩慢抬起，與身體呈90度時慢慢放下。整個過程中肩膀、手臂都不可用力。隨後，另一條腿抬起，重複這一動作。這樣來回做十次，或者堅持十五分鐘，會鍛鍊腹部、臀部、腿部肌肉，使下腹部和臀部贅肉消失。

綜上所述，健身操是有益於全身的一種運動，利用舞蹈的形式，進行有效的有氧代謝運動，降低血壓，控制血糖，降低血脂。全身各個主要部位，包括對頭、頸、肩、胸、腰、髖以及上下肢部位的刺激性的運動，使皮下脂肪減少，並得到有效控制，降低體重。

不過，健身操也要適度。運動要循序漸進，運動前要做熱身。那些平時少運動和過胖者，在最初運動時，心肺會因運動量過大和過分刺激而不能承受，因此過多跳躍會讓下肢與地面過度撞擊，易損傷下肢關節和脊椎。因此建議他們最好從低衝擊健身操開始。

不管哪種健身操，都需要進行十五分鐘以上的持續運動，一般每週為兩次為宜，或是隔天一次。這樣才會發揮增強心肺功能、鍛鍊肌肉的目的。

健康標籤

生活健康小運動：1.梳頭，五指微張，在頭部做梳頭狀，從頂至枕部，3～9次，可改善頭部血液供應。2.手指操，同時將雙手張開，手指從大拇指、食指、中指、無名指、小指的順序盡量用力做彎曲動作，有痠痛感為宜。一指彎曲，其餘四指保持自然伸直，反覆進行。常進行此動作可以預防心臟病。

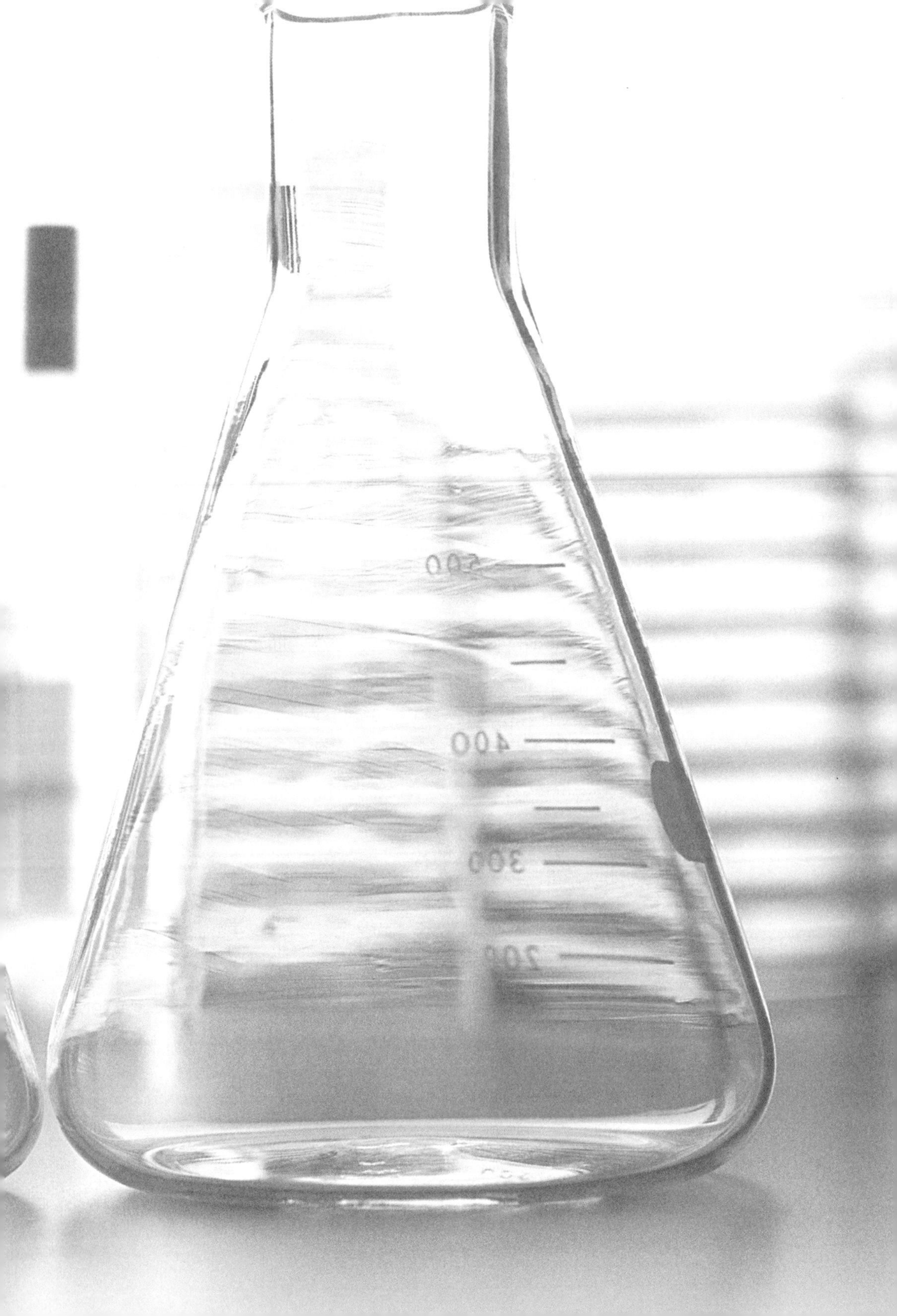

Chapter 5

醫學治療乃治療富貴病之根

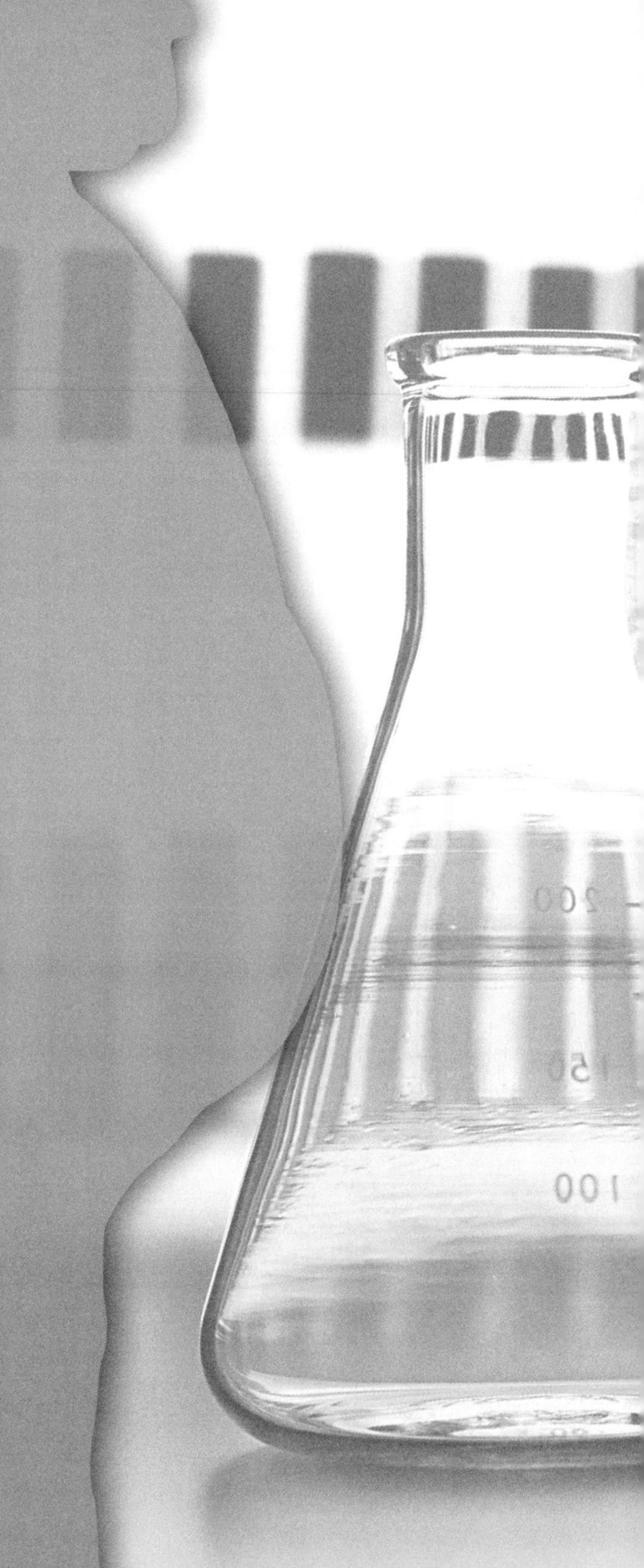

第一節 富貴用藥需慎重

不管什麼病，服用藥物都是必不可少的方法之一。尤其是富貴病患者，長期用藥是其特徵之一。高血壓、糖尿病、高血脂，哪種情況不需要長期服藥呢？然而任何一種藥物，都會產生一定的副作用，而且富貴病多種症狀並存，也大多損害多個臟器，故用藥一定要慎重。否則，在治療一種病的同時，又加重另一種病，或是直接導致某一疾病的發生。比如糖尿病合併高血壓患者，在降壓的同時，往往會引起血糖升高。

另外，富貴病多種症狀並存的特點，也讓患者常常同時服用多種藥物。藥物之間都有相互作用，存在一定的禁忌。研究發現，同時服用五種以下的藥物，不良反應的發生率是3.5%，而服用十種以上藥物時不良反應達到28%以上。

所以，我們常常聽到富貴病朋友們互相詢問：「降壓藥是早上吃好還是晚上吃好？」「降血糖藥該怎麼吃？」雖然醫生為他們列出了花樣翻新的藥物方案，藥物用量也越來越多，但毒副作用卻嚴重損害肝、腎、眼、心等臟器，直接影響生命健康。

1、根據生理時鐘合理用藥

人體內生理時鐘活動有一定規律，叫週期節律性。掌握這一規律，可以明確最佳服藥時間，提高用藥的合理性，充分發揮藥物療效。

以高血壓為例，在一天中血壓波動規律出現兩個高峰，上午9～1點、下午18～19點是血壓最高的兩個時間段，而凌晨2～3點血壓最低。在常用的降壓藥物中，多是服藥後2～3小時達到最佳效果，因此根據生理時鐘規律，在早上7點服藥，利於穩定血壓。

2、結合飲食服藥

治療富貴病，離不開飲食療法，服藥與食物配合，才能達到最佳效果。比如有些降壓藥物如美托洛爾（Metoprolol）與食物同服，可以增加藥物吸收。還有些藥物如卡托普利適合空腹服用，因為食物會降低藥物吸收率，所以最好在餐前一小時服用。

降血糖藥物尤其該警惕與食物配合。阿卡波糖（拜唐蘋）是最常見的降血糖藥物之一，開始進食第一口飯時服用這種藥物效果最佳。

至於降血脂藥物，因為膽固醇在夜間合成增多，所以晚間服用比較好。

不管哪種藥物，如果刺激性大，或者病人腸胃疾患時，都應該選在餐後服藥，這樣會保護腸胃，減輕痛苦。

3、根據個體差異用藥

由於人們存在不同的個體差異，同一種病，發生在不同的人身上，就會出現一些不同的症狀。對

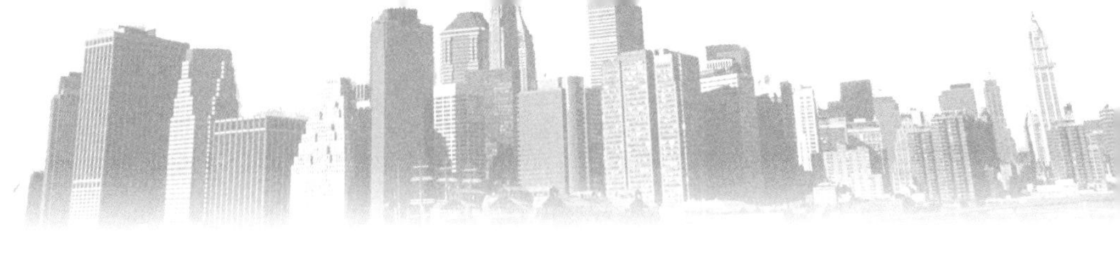

富貴病患者來說，個體針對性的治療有很好的治療效果，可以全面掌握患者情況，綜合考量各種藥物的作用，合理用藥，減少副作用。

王女士患有高血壓，可是她服藥總是憑感覺，一頭暈腦脹，就趕緊吃幾片，症狀一消失，立即停藥。對於這種情況，親朋好友多次提醒她：「降壓藥不能隨便停，要去測量血壓才行！」可是她不以為然，依舊我行我素。時間一長，不幸發生了，在一次宴會上王女士突發腦出血，昏厥倒地，險些喪命。

像王女士一樣憑感覺服用藥物的富貴病朋友很多，這是服藥大忌。因為不同的人對病症的反應差異很大，同是血壓高，有的人可能沒有什麼不良反應，而有的人早已無法忍受，這是個體承受力不同的結果。所以憑感覺用藥是錯誤的，應該定期測量血壓、血糖、血脂，在醫生指導下選擇適合自己的藥物，做到按時、定量、長期、堅持服藥，並定期複診以觀察藥效。

4、根據病情服藥

當病情不嚴重時，可採用小劑量用藥；小劑量效果不佳，才可以考慮大劑量或者換藥；如果還不能控制病情，就要考慮多種藥物聯合治療。服藥時，病人最好擺正心態，富貴病服藥是一件長期任務，不要被藥物不良反應嚇怕了，也不要置之不理，最好隨時記錄自己的感受和反應，與醫生即時溝通，以便科學合理地安排藥物。

5、特殊情況下服藥注意問題

由於生活方式所導致的富貴病，在合理用藥的同時，必須有良好的生活習慣方式，合理調整飲食結構，保持適量的運動，消除不良情緒，才是解決問題的關鍵。當遇到一些特殊情況時，需要做出相對的調整。比如糖尿病患者服藥，就有以下幾個問題：

(1)胰島素依賴型糖尿病，單用口服藥效果不佳，需要配合注射胰島素治療。

(2)孕婦、哺乳期婦女不能口服降血糖藥，因為藥物會透過胎盤、乳汁進入嬰兒體內，引起他們發育異常。

(3)肝、腎功能不全者，最好小心口服降血糖藥，因為降血糖藥需要肝臟代謝，腎臟排泄，這些病人口服降血糖藥後，代謝障礙，自然會累積中毒，甚至加重損害肝、腎功能。

(4)糖尿病併發感染、酮酸中毒等症狀時，口服降血糖藥已經沒有效果，反而會加重併發症。

(5)病人需要手術或者發生急性心梗等急症時，也不要口服降血糖藥，應該先注射胰島素治療。等到急症恢復後，再口服降血糖藥。

降血壓、降血糖藥物都是天天服用的，時間性要求很嚴格，如果在規定時間內忘記服用該怎麼辦？

(1)用於控制血糖的胰島素一般要求在餐前注射，如果吃完飯了才想起胰島素還沒有打，就要採取補救方法。

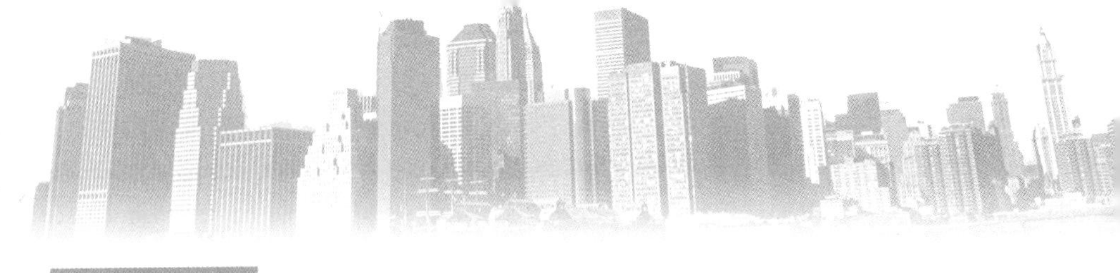

採用超短效胰島素治療的病人，餐後可立即注射，補救效果比較好；採用早、晚餐前注射預混胰島素的患者，如果是早餐前忘了注射，立即補打也是補救方法，不過要注意血糖變化，必要時中間加餐，以防血糖不穩；有一種情況是想起來為時已晚，都快中午了，這時需要先檢測血糖，要是血糖過高，可在午餐前暫時注射一次短效胰島素。特別提醒糖尿病朋友的是，不要將兩次預混胰島素合併一次注射！

(2)降壓藥物漏服時，如果沒有超過兩小時，可以補服；超過兩小時，應該立即補服，並延遲下次服藥時間。補服按量進行，不可累積過量服藥。

總之，富貴用藥是一件特別慎重的事情，在選擇用藥上，一定要選擇對各個器官具有保護作用的藥物，把握用藥的總體原則和個體化原則，依據個人的具體病情，選用適合的藥物，以達到最好的治療效果，延緩或降低發生心血管疾病和併發症。

健康標籤

胰島素和降血糖藥物的作用機理完全不同，效果也不同，兩者不可互相代替，以免打亂已經穩定的血糖值，引起血糖波動。

第二節 保健品不是萬能的

富貴病肆虐之下，一種新興的服藥方式悄然興起，那就是服藥丸。這裡的「藥丸」指的是保健品，很多人認為服藥丸具有預防作用，是對抗富貴病的良策。特別是白領階級人士，簡直視保健品為萬能，事實果真如此嗎？

1、五花八門的保健品

保健品，是具有特定保健功能的食品，有調節身體、補充營養的功能，但不以治病為目的。按照功能保健品一般分為：人體機理調節型、延年益壽型、減肥型、輔助治療型、其他營養型等幾種。

由於保健品具有免疫調節、調節血脂、調節血糖、調節血壓、改善睡眠、抗疲勞、耐缺氧、抗輻射、減肥、改善腸胃道功能等多種作用，受到富貴人士的特別鍾愛。在市場上出現了各式各樣保健品：維生素、礦物質類保健品，如鈣片、維生素E丸；天然或者珍貴植物為原料的營養品，如銀杏茶、靈芝、鹿茸；海洋生物製品，如魚油、甲殼素；纖維素類保健品，被稱為腸道「清道夫」。

不論是哪種類型保健品，目的是長時間服用後讓人體受益。當現代人越來越重視生活品質後，保健品一下子成為市場新寵兒，也成為迷惑人們治療某種疾病的良藥，病人或是家屬放棄了正規的藥物治療，進而選擇了保健品。然而，花錢買保健品，就是想買個健康，又有誰注意到琳瑯滿目充滿

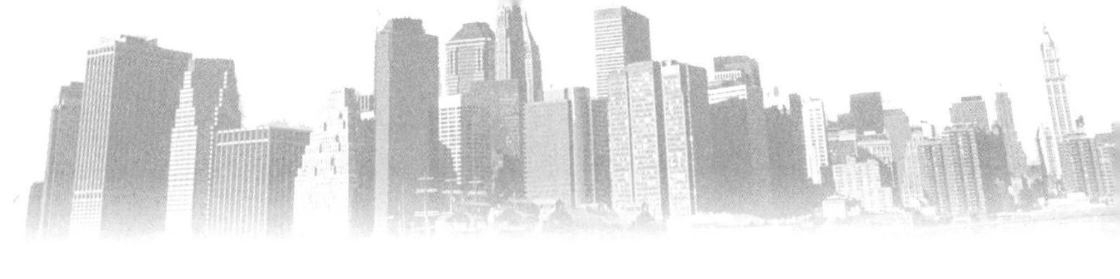

「誘惑」的保健品並不適合所有的人群，服用不當還會加重病情。

2、保健品不能代替藥物

隨著醫學的進步與發展，過去許多不能治療的疾病，現在都能透過保健品得到很好的控制與預防，但人們切不可認為保健品就是萬能的，可以治療所有的疾病。

孫先生才四十多歲，檢測出血壓、血脂等均高於正常指標。家人勸他聽從醫生安排，服用藥物治療。可是他覺得正值壯年，就加入服藥隊伍中，太不甘心了。於是他在朋友推薦下服用一種保健品，據說這種保健品很神奇，可以使血壓、血脂恢復正常。孫先生信以為真，認為保健品既有效果，還能強身健體，沒有藥物副作用，這樣一舉多得的事情怎麼不做呢？孫先生天天服用保健品，然而一個月後，他的血壓、血脂不降反升，而且出現頭髮脫落現象，這讓他大驚失色，不知如何是好。

保健品不是藥，也不是萬能的，其調節作用是一個緩慢的過程。現在雖然有許多保健品中加入了一些中藥成分，有的保健品也許在說明書中標註可以預防疾病，但它只是具有增強抵抗力、緩解人體的疲勞狀態，以及輔助降壓、輔助降血糖、輔助減肥和通便等的特定功能。

3、保健品暗藏殺機

有些保健品不但對治病無益，還有可能降低人體免疫力，促使疾病發生或者加重。人體自身形成自然免疫過程，如體內缺鐵時，白血球殺菌功能減弱。如果因此過多補充鐵，同樣會抑制白血球的殺菌能力。

一些人認為反正是保健品，多吃也無妨，結果導致體內營養素的失衡，如服用過多的維生素A，就會引起食慾減退、轉移性骨痛等中毒症狀；如維生素E過量，會引起噁心等等；長期喝酒，如再進補深海魚油，可能就會損害肝功能，影響身體的健康。

4、如何選擇保健品

(1)不可因為保健品的種種宣傳，而盲目選取。如一些保健品的外包裝上，有的廠家標明加入了某種藥物成分，說明藥物有什麼治療作用，但並不指明保健品本身的功效，採用一種暗示的方法，讓人們誤認為此種保健品對於某種疾病有一定的治療作用，其實在經過國家有關機關批准的保健品，只具有一定的保健功能，絕不可出現降低血壓、抗癌等醫療表述，及一些誇大的宣傳，誇大保健功能。

(2)當人們十分看好保健品時，提醒人們千萬不要迷信保健品，但可以根據保健品中所含的成分進行比對，同一種保健品有的說吃了後沒什麼感覺，而有的說改善了睡眠，所以，一種保健品並不是人人適用，而是要根據每個人的不同情況而定，如選擇不當，不但無法發揮保健的作用，還會影響健康，如有通便功能的保健品，可引起腹瀉，腸胃功能不好的人就不應該選擇，長期服用會導致營養不良。

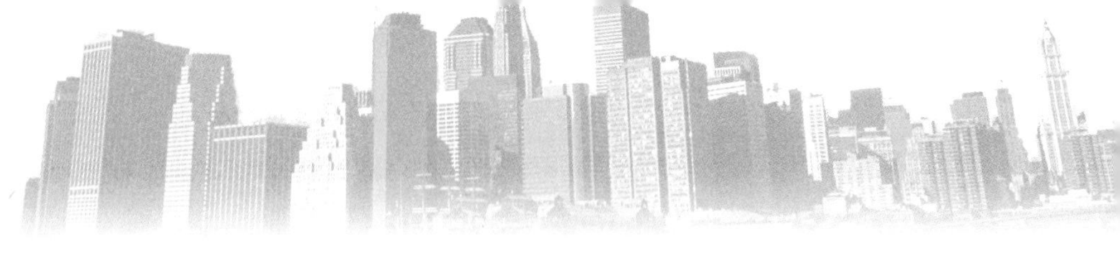

5、如何服用保健品

⑴適當地補充，絕不能以依賴保健品來滿足體內的各種物質所需，最重要的還應以均衡飲食為主，認清買保健品並不等於買到了健康。

⑵每種保健品中的所含的成分是不同的，在選擇時一定要看清保健品的成分，切不可重複食用，否則就會導致某種成分的過量，影響健康。一般來說，服用多種維生素劑比單一補充要好。因為這樣可以避免單一營養元素攝取過量，並影響別的物質的吸收。

⑶體質弱的或疾病人群及老年人，可以適當地選擇一些保健品。如老年人普遍存在的缺鈣問題，他們在日常飲食結構中不能得到滿足，補鈣產品就能提供相對需求。

⑷年輕人或身體健康的人一般都不需要補充保健品，在日常飲食中可以獲得人體所需的營養物質。不恰當地吃保健品，不但不會增強身體免疫力，反而會降低免疫功能。維生素不能替代蔬菜。蔬菜中的維生素是按一定比例存在的天然成分，是多種維生素的集合體；而維生素製劑多數是人工合成的，蔬菜對健康的作用更全面。因此，想用維生素劑代替蔬菜幾乎是不可能的。

對人體來說，過多地攝取任何一類物質都是非常危險的。正所謂過猶不及。如維生素A、D等攝取過多時，不能透過尿液直接排出體外，易在體內大量蓄積，引起中毒。

服用保健品還要注意加強鍛鍊，調節身心狀態，不然，服用再多保健品也不會發揮作用。

6、富貴病患者服用保健品

(1)適合、適量地服用保健品對富貴病預防有幫助，是提高免疫力的途徑之一；不適合、不適量就沒有任何幫助，相反還可能有害。

(2)健康的身體不是來自吃了保健品，而是需要有一個好的、健康的生活習慣，合理的飲食以彌補身體的需要，養成良好的生活習慣，如排便習慣等，加強運動，保持健康樂觀的心情。

(3)搭配服用，效果會更加顯著。富貴病患者往往一身患多病，需要補充、調理的營養問題也很多，因此各種保健品搭配，會有著促進作用。

幾種保健品良方：

- 維生素C＋牡蠣，具有保護肝細胞、提高肝功能的作用，適用於飲酒過度、經常應酬的人群，在飲酒前2～3小時服用，效果明顯。
- 維生素B群＋螺旋藻，具有降脂、排毒、均衡營養的作用，適用於減肥人士。服用期間，配合少攝取糖、油炸食物，及碳酸飲料等，少量多餐，減少宵夜，每天三十分鐘以上的有氧運動，並大量喝水，會達到消脂減肥的目的。
- 蜂膠＋螺旋藻，具有促進胰島素釋放和分泌、穩定血糖的作用，適用於糖尿病營養保健。
- 卵磷脂＋魚油，具有改善血壓、降低血脂的作用，適用於高血壓患者。
- 鈣鎂片＋魚油，具有預防血脂沉積，改善心肌功能的作用，適用於心血管疾病營養保健。
- 維生素C＋蜂膠，可以消除男性吸菸造成的維生素C缺乏，降低前列腺炎症發生的機率，適

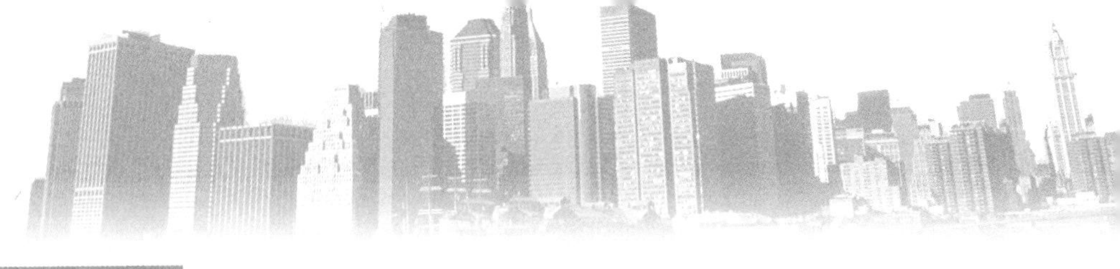

用於男性應用保健。

●纖維素＋複合維生素，可以預防腹部肥胖，改善工作壓力造成的疲勞和緊張，適用於白領一族。

無論保健品熱潮如何演繹，都應保持清醒的頭腦，特別是年老體弱、慢性病、兒童及青少年、孕婦要謹慎選擇保健品，保健品畢竟是一種食品，絕不可以看成是包治百病的靈丹妙藥。其實，只要均衡飲食，攝取的營養基本滿足日常需求，無需補充保健品。保健品無法與天然食品媲美，看到市場上一些打著「純天然」旗號的保健品了嗎？為了達到效果，生產商往往添加西藥。比如宣稱純中藥的治療糖尿病藥品或保健品，添加了降血糖西藥成分。這類降血糖藥物作用強度很大，如果不知情，長期大量服用這類保健品，會造成病人低血糖或腎病，甚至導致死亡。

一旦患了富貴病，還要明白吃藥而不是單純吃保健品。很多人抱定「是藥三分毒」的觀念，寧願花大量的金錢買保健品，也不肯遵照醫囑吃藥。可是，保健品的劑量屬於生理劑量，只能滿足人體日常所需；如果你已經身染疾患，單純保健品無法達到藥理劑量，只有服藥才能解除病痛。

健康標籤

維生素A、D、E、K屬於脂溶性維生素，需要和食物中的脂肪一起吸收，如果沒有搭配任何油脂，單獨食用根本無法被吸收，因此這一類的補充品最好在飯後服用。一般而言，維生素B群在早上服用效果最好；維生素C最適合在早上服用。

第三節 激素類藥物害處多

提起激素類藥物，真是令人歡喜令人憂。什麼是激素類藥？激素類藥物是以人體或動物激素為有效成分的一類藥物。分為糖皮質激素、腎上腺皮質激素、去甲腎上腺激素、孕激素、雌激素、雄激素等。激素類藥物多年來一直以藥效明顯迅速、副作用嚴重為世人矚目。

1、激素類藥物的廣泛應用

由於激素具有抗炎、抗毒、抗休克、免疫抑制等藥理作用，使它得到廣泛應用。臨床中約有150～170種的原發性疾病在使用激素進行治療，而高達40％～60％的類風濕患者在治療時都是應用激素類藥物。

不僅如此，激素類藥物還被廣泛用於到各個領域。比如口服避孕藥，就是一種由雌激素和孕激素按不同比例組成的人工合成的甾體類激素製劑。生長激素可以提高農牧業產量，成為禽畜的「催肥劑」、「催奶劑」、蔬菜水果的「催熟劑」，看上去又紫又圓的葡萄，吃一口酸澀難嚥。含有性激素的保健品，尤其是一些男性壯陽保健品，多含有雄性激素和中樞神經興奮劑。女性調經、養顏產品，大多含有雌激素。一些兒童口服液、健腦產品也含有性激素。

還有誕生於二十世紀四〇年代的激素療法，主要用於改善更年期綜合症，在美國有超過40％的更

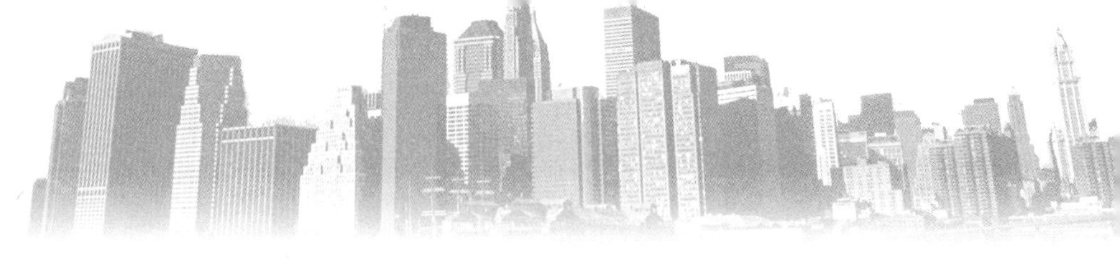

年期婦女使用這一療法。

2、激素對身體的傷害

泰戈爾說：「神的左手是用來賜福的，而神的右手卻是可怕的。」這句詩讓我們想到日益廣泛應用的激素對人類的影響。激素無處不在，嚴重干擾著人類健康。比如避孕藥，會擾亂血脂值，增加動脈硬化的機率。

如果長期服用激素，應仔細瞭解其副作用。

(1)激素是一種非常好的免疫抑制劑，但長期服用就會引起一些副作用。激素類藥對胃黏膜有破壞作用，可以刺激胃酸進行分泌，引起胃炎或是胃潰瘍，故使用激素的同時也應使用保護胃黏膜的藥物，以避免或減輕副作用的發生。

(2)使用激素後可以使骨鈣游離，導致骨質疏鬆，故應長期補鈣。同時，由於激素的應用，導致體內鈉鹽瀦留，增加鉀鹽排泄，增加水分，進而使血管壓力加大，導致高血壓，因此，使用激素者在飲食上要低鹽，需要補充氯化鉀。當激素類使用十毫克以上的患者，不可以隨意自行停藥，否則可能引起腎上腺皮質功能衰竭的現象。

(3)使用激素可以使體內的脂肪進行重新的分布，引起血脂升高，可以造成向心性肥胖，也就是軀幹的脂肪堆積過多，可能引起心血管疾病，故要控制激素用量。由於激素所導致的股骨頭無菌性壞死、繼發感染等，當藥物減量後通常症狀都可以減輕。

(4)長期使用激素會出現反跳現象，疾病症狀控制後，使用的激素突然停藥或是減量過大，消失的症狀會立時出現，甚至可能加重，此為激素的反跳現象。主要是由於患者長期使用激素，故而產生依賴作用，也可能是由於症狀還沒有完全被控制所造成的。此時只要恢復激素的原有用量，症狀即會慢慢減輕，待症狀得到控制後，再進行緩慢規律的減量。

(5)使用激素可導致失眠、情緒激動等神經系統的症狀，個別患者甚至可能誘發精神病，而癲癇患者可能會誘發癲癇的發作。所以有精神病傾向的人、精神病患者和癲癇患者絕對禁止使用。

(6)大量長期外用激素，經皮膚的吸收可進入血液循環中，進而導致糖尿病、高血壓、骨質疏鬆、肥胖、骨質無菌性壞死、多毛、痤瘡、鈉瀦留、血鉀降低、水腫、胃及十二指腸潰瘍和月經紊亂等病症。皮膚上大多出現黑斑、皺紋，以及激素依賴性皮炎、微血管瀰漫性擴張，遇冷熱刺激皮膚發紅、發癢等多種不良反應。

3、激素類藥物使用原則

在使用時，一定要遵循起始足量、緩慢減藥的基本原則，根據病情具體應用，切不可濫用激素類藥物，否則危害無窮，會引起多種疾病。

原則上對於老人、兒童和孕婦禁止使用激素類的藥物。老年人由於年齡的增長，皮脂腺分泌也會相對減少，皮膚出現乾燥萎縮，如果使用激素，就會增加原本由於代謝緩慢的皮膚更乾燥。兒童大

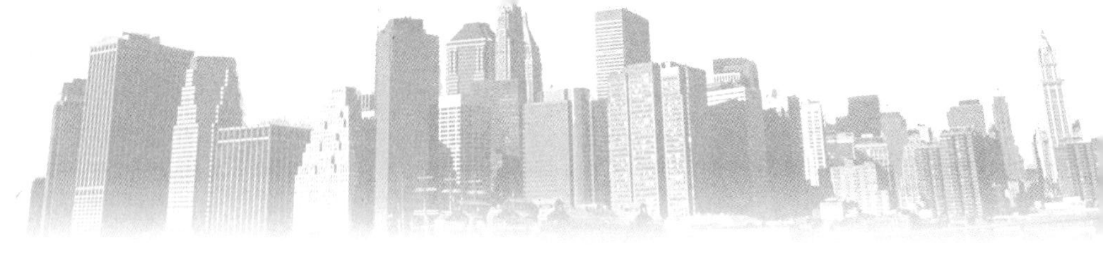

多是由於皮膚角質層較薄，發育不完善，對外的防禦能力也差，沒有屏障，藥物易透過皮膚進行吸收而進入血液循環，影響生長、發育，導致不可逆轉的性損害。而兒童受激素的損害是成人的三倍以上。

當女性在懷孕期間，使用激素易誘發皮膚病，臨床上以瘙癢症多見，藥物透過皮膚吸收而進入母體的血液循環，會影響胎兒發育，出生後，胎兒抵抗力低，體質虛胖，易感染，智力和發育比同齡差。

4、激素與禁忌

由於激素類藥物的副作用很多，在使用外用激素時，不能在臉部、腋窩、乳房、腹股溝、會陰等部位使用。臉部和會陰部的皮膚為人體最薄弱的部分，如用激素，會有很大的損害。腋窩、乳房、腹股溝在人體中最宜出汗，也出汗較多，如用激素，極易吸收，可造成皮膚萎縮。

總之，在使用激素類藥物，要牢記「慎用藥物」，才能減少副作用的發生。

5、避免攝取過多「環境激素」

1996年，美國記者戴安．達瑪諾斯提出了「環境激素」一詞，指出由於人類生產、生活時釋放到環境中的某些有害化學物質，在人體和動物體內發揮著類似雌性激素的作用，進而干擾體內正常分泌，對人類及動物產生了深遠的危害。

含有環境激素的化學合成物，首先來自焚燒垃圾中排出大量劇毒物質的戴奧辛，其毒性是劇毒氰化鉀的1000倍，是一種強致癌物。其次是避孕藥劑；第三則是人類生產、生活中釋放的化學物質。如農藥DDT、洗滌劑、稀釋劑、發泡劑、林木保護劑、速食麵食、兒童用的橡皮奶嘴、電磁波污染、汽車廢氣等等。

健康標籤

激素替代療法的禁忌：

①有腫瘤病史或家族史。
②不明原因的子宮不規則出血。
③肝功能異常或膽囊疾患。
④血栓性疾病。
⑤充血性心力衰竭或肝腎疾病。
⑥甲狀腺功能亢進、糖尿病。

第四節 聯合用藥是萬全之策

聯合用藥是防治富貴病最安全的方法。

富貴病多種病症並存，而用來治療的藥物往往同時具有副作用，比如降壓藥，治療原理以擴張血管，達到降壓目的，然而同時也損害了心、腦、腎等各臟器的正常功能，以致出現一些不良反應和併發症。而且吃藥時擴張血管，停藥時血管就會出現收縮，長時間使用這些藥物，血管就會出現無規律的收縮和擴張，慢慢地失去了血管的彈性，血管壁薄脆，極易引起破裂，導致腦溢血和動脈硬化等高危險。

所以，目前治療富貴病不主張單一藥物、大劑量的應用治療，而大多是小劑量、多種藥物聯合使用，如高血壓用藥，聯合保護血管藥物，這樣不僅可以發揮藥物的共同降壓作用，並可以降低或避免發生藥物的不良反應，臨床發現，長期吃一種藥物或頻繁進行換藥降壓，均有可能引起血壓的忽高忽低，進而還會加速心血管的損害。

1、聯合用藥越早越好

在治療疾病時，採用聯合用藥時機越早越好，它能很好地控制疾病的發展，如對於糖尿病患者，早期聯合藥物治療是藥物治療的關鍵，要嚴格控制空腹血糖和餐後血糖的升高，掌握糖尿病用藥原則，不同階段的病情，就應該採用不同的治療用藥，其主要是用磺脲類加雙胍類，或是磺脲類加糖苷酶抑制劑（或胰島素增敏劑）。在疾病早期，胰島功能尚在，使用的治療藥物多選用雙胍類（如二甲雙胍等）或是胰島素增敏劑（如文迪雅Rosiglitazone、艾汀等）。而如果當餐後血糖升高時，就可以選用胰島素增敏劑（如文迪雅Rosiglitazone等）加餐後血糖調節劑（如拜糖平Acarbose等）進行治療。

對於高血壓，目的不是為了降低血壓數值，而是要減輕或者防止心、腦、腎等臟器損害，所以越早選擇聯合用藥，才越有可能降低各種併發症發生。

2、用藥種類並非越多越好

聯合用藥，並非用藥種類越多越好，由於藥物之間的相互作用結果是非常複雜的，當幾種藥同時應用時，絕不是各管各的，反而會互相糾纏，甚至會「打架」，所以也就會產生意想不到的不良後果。一些藥物從表面上或是單一的治病機理上看，好像是毫不相關，但也存在相互的關係。

有一個病人因患心肌梗塞而住院治療，出院時帶了八種藥物，他倒是服藥很有規律，也按要求，但就是老犯心絞痛，趕快到醫院就診，醫生把藥一個一個慢慢地停了，最後只留下一種藥再加上阿司匹靈，回家後，觀察一段時間，反而沒有出現不適。其實他這種情況主要是由於藥物用的太多，藥物間會產生相互抵消的作用而在體內打架，反而對疾病的治療無益。

雖然聯合藥存在著一定的問題，但只要嚴格掌握聯合用藥的原則，就會有益於身體健康，而對

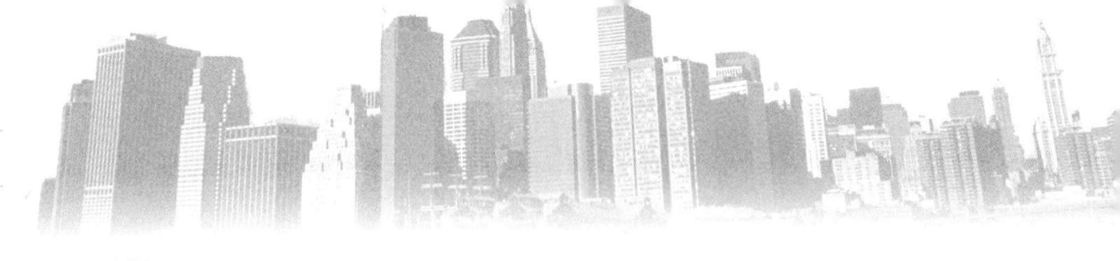

於富貴病的治療採用合理的聯合用藥才是治療疾病的萬全之策。當然，聯合用藥應在醫生指導下進行，才能保證安全、有效，既增加治療作用，又能減少不良反應。

3、降壓藥物聯合用藥原則

(1)不同降壓的藥物聯合應用，如利尿劑＋b-受體阻滯劑，前者透過消除水鈉瀦留降低血壓，後者能抑制腎素分泌，這樣會發揮每種藥物的最大功效，適用於輕、中度高血壓患者，特別是沒有血糖、血脂異常的朋友。

(2)服用藥物後，血壓下降時，人體往往會產生阻止血壓進一步下降的反應，也就導致血壓不能達到正常值，這時，配合另一種降壓藥物，比如利尿劑，會共同降壓，效果更顯著。

(3)可以互相抵制副作用的藥物合用，比如擴張血管的藥物，會引起心律加快、心慌，這時合用b-受體阻滯劑，會減慢心律，消除心慌等不良反應。還有一些長期服用的降壓藥，可升高血鉀及產生水鈉瀦留，排鉀利尿藥可消除水鈉瀦留，平衡血鉀，是不錯的藥物搭檔。

健康標籤

胰島素治療指症：空腹血糖高於10毫摩爾／升、糖化血紅蛋白高於7.5%和無明顯胰島素抵抗、無高胰島素血症者。

第五節 藥物為主，謹防副作用

在臨床上，治療各種富貴病時，所達到的臨床治癒效果很少，其中原因在於西藥中大多含有許多化學成分，而這些成分對人體有著很大的副作用，所以長期服用西藥會影響肝、腎，引起嚴重損傷。

有一位七十九歲的老年患者，有多年的高血壓，同時伴有第二型糖尿病，自己口服格列吡嗪、二甲雙胍和硝苯地平緩解片，服用後出現頭暈、心慌和胸悶，這主要是因為硝苯地平所產生的副作用反應所致。所以在應用藥物時，在降糖、降壓的同時，也要考慮對心、腦、腎臟各器官的功能的保護，否則就會損害健康。

1、選擇正確的服藥方法

不同的藥物，有不同的服用方法，如方法不正確，會影響藥效，可能引起副作用。如雙胍類藥物，對腸胃道會產生刺激，故應選擇在飯中或飯後服藥，這樣可以減輕對腸胃道的影響。磺脲類的藥物，宜在飯前服用，因為飯後可使血糖升高，此時，藥物正好發揮其藥效，能達到降低血糖的效果。但磺脲類降血糖藥物，又是透過腎臟排泄，因此，對腎臟有一定的損害，所以腎臟功能不好者，就要慎重應用此類藥物，以免引起嚴重的後果。

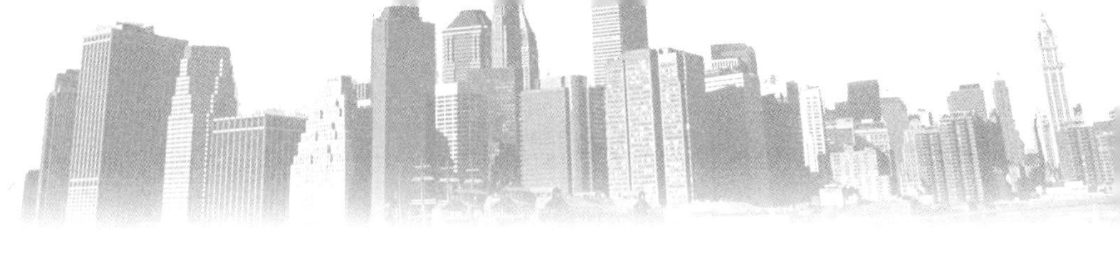

2、藥物為主，慎用中藥

市場上很多在中藥中加入了西藥成分，如消渴丸，聽起來很像是中藥，但它主要降血糖效果還是以西藥的成分為主。有些中藥含有的西藥成分的劑量不詳，也會導致服用過量的藥物成分，不僅危害身體各臟腑器官，還可影響藥物的療效，如果長期服用，更可引起併發症的發生，進而延誤病情，耽誤最佳治療時機，造成身體上和心理上的雙重病痛。

3、適應個體差異，嚴密觀察病情變化

富貴病往往需要長期服用一種藥物進行治療，很容易產生副作用。所以運用適當的方法可以減輕副作用。如長期服用降壓藥物，肼苯噠嗪可導致缺鐵性貧血的發生，在初期常出現全身無力、頭暈、心悸、耳鳴、眼花、失眠等症狀表現，可以適當地補充鐵劑，如硫酸亞鐵等，可以緩解和減輕其副作用。長期服用利尿藥，如雙氫克尿塞（Hydrochlorothiazide）、乙醯唑胺等，此類藥物屬於排鉀利尿劑，容易發生低血鉀症，所以在應用此類藥物的同時，必須加服適量的氯化鉀。無論你在治療過程中，選用何種藥物，都必須做到以上幾點，嚴防發生副作用，以免損害身體的健康。

4、多與醫生溝通，不要自以為是

一位有多年高血壓史的老先生，血壓持續在180／110毫米汞柱以上，他說自己長期使用降壓藥，可是一直沒有效果。後來，醫生到他家去檢查身體時，讓他拿出降壓藥。可是老先生找了半

天，翻出來一大堆腸溶性阿司匹靈、丹參片、心血康、維生素E等藥物，醫生對他說：「這些是心臟病用藥，你的降壓藥呢？」老先生大吃一驚，他說：「這就是我的降壓藥啊！」原來他一直沒有弄明白什麼是降壓藥。

由於科技快速發展，藥物更新也非常快，病人如果不能即時瞭解藥物發展趨勢，也很難搞清楚適合自己的藥物。所以多與醫生溝通，多瞭解醫學發展動態，對防病、治病有幫助。有些人自以為是，喜歡憑感覺或者照別人的經驗服藥，實際上每個個體差異很大，這種做法不但不能治病，還會加重副作用，甚至帶來生命危險。

5、長期服用，不要服服停停

富貴病用藥大多是長期性的，如果覺得症狀輕了就不服藥，症狀重了就加大劑量，這會增加藥物毒性，根本發揮不了應有的治療效果。

健康標籤

糖尿病最大的威脅就是併發症：如糖尿病腎病、足壞疽、眼底出血、視力下降、心肌梗塞、血管病變、神經病變、四肢麻木、半身不遂、瘙癢等。由於複雜的併發症的存在，成為致病、致殘的最主要因素，如果能有效地控制併發症的發生，採用有效的治療方法就能保持身體的健康。

第六節 手術療法，需要重新認識

醫學的發展，使手術療法也走進了一些富貴病的治療中，如冠狀動脈支架植入術，手術並不能防止冠心病的發生，但手術有可能會減輕冠心病對身體所造成的危害，進而提高患者的生活品質。其實，對於一些病的治療，國人在選擇治療疾病的方案上大多是相對保守的，一般都是習慣用藥物進行治療。但對於一些疾病運用手術的方法進行治療會達到更好的效果。

目前世界上肥胖者越來越多，已成為二十一世紀人類的主要殺手之一。科學家設想到2020年將發明一種「減肥機」，這種機器將透過鐳射和微波的作用減少肥胖者身體上的脂肪。用這種機器進行治療，可以直接阻止人體器官產生多餘的脂肪，進而使體重不再增加。這種「減肥機」可以在三天內將肥胖者的體重減至正常水準。英國一家醫學院的卡姆森教授表示，這種儀器可與二十世紀發明阿司匹靈、X光機和抗生素相媲美。

超重和肥胖已成為心血管疾病的高危險因素，進而加重高血壓、糖尿病和中風等疾病的臨床症狀，而脂肪又多在身體上部堆積，增加了心血管疾病的危險性，使缺血性心臟病和心血管疾病的發病率的人數增多。在人們對手術觀念改變的同時，減脂也成為減肥的一個有效方法，也已被人們所接受，經抽取脂肪可使相關的疾病相對降低，尤其是心血管疾病，臨床顯示，抽脂後，會有效降低血漿膽固醇的濃度，有益身體的健康。

手術療法已做為一種新的治療富貴病的方法之一，不再是過去單一的只是治療腫瘤的專有方法。

有人預測，微型機器人將是未來醫學界的一項重大突破。這種微型機器人可以進入人體內的各個器官。眾所周知，目前各種血栓對人身體健康影響很大，它容易造成人癱瘓、失語等症狀，但透過藥物治療效果並不理想。未來利用這種微型機器人可以直接進入人的各個血管中，幫助患者疏通血管中的血栓。另外，對一些疾病來說還可以不用開刀，讓機器人進入人的身體內，將藥物直接送到患者的患病位置，進而減輕病人開刀的痛苦。

健康標籤

介入治療，是指不用開刀就可使冠狀動脈的狹窄狀況緩解，即是採用冠狀動脈擴張成型術和支架植入術，也成為治療冠狀動脈狹窄的重要方法之一。

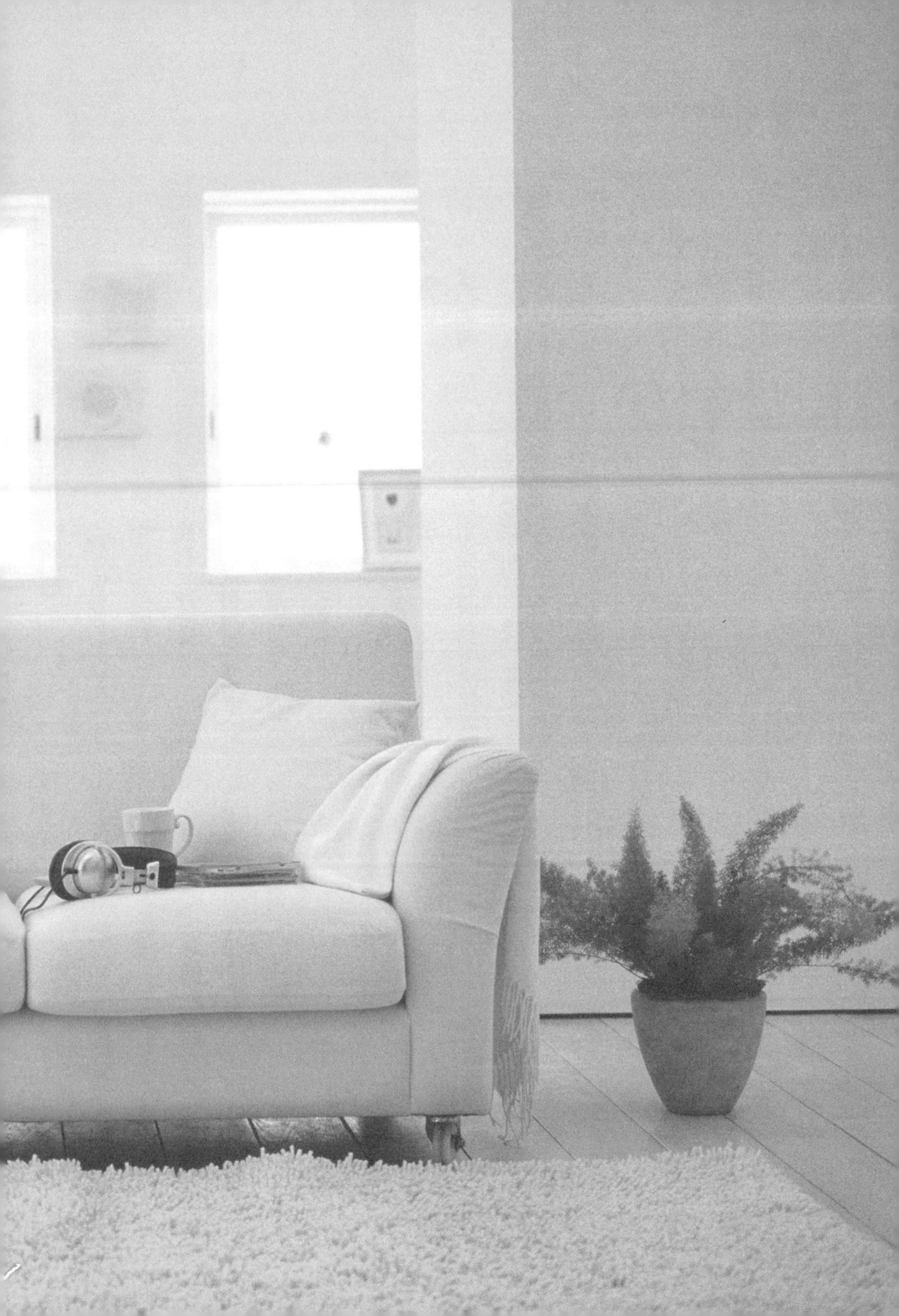

Chapter 6

家庭起居乃根除富貴病之魂

第一節 現代不良生活習慣是健康殺手

有位五十二歲公司經理，因業務關係，常有應酬，頻繁地出入酒場宴席，身體逐漸發胖，並時常感到頭暈、乏力、心煩、耳鳴，只好去醫院就診，結果發現患了重度脂肪肝，而且伴有高血脂，在醫生勸說下接受住院治療。一段時間後，他病情好轉出院，醫生為他開了服藥方劑，並叮囑他一定從日常生活起居中多注意，才能預防富貴病復發。可是這位先生忙著業務，很快把醫生的話拋之九霄雲外，在一次宴會中酒精中毒再次入院，檢查已是肝硬化。

富貴病悄然而至，讓人防不勝防，就拿脂肪肝來說，以前患病率很低，而且大多見於一些發福的老年人，很少累及中青年，然而現在越來越多的年輕人患上了這種疾病。有人做過調查，發現越是生活富裕的地方，脂肪肝的發病率就越高，這讓脂肪肝當之無愧進入富貴病行列。和其他富貴病一樣，造成脂肪肝的原因有很多，不健康的生活方式，是導致脂肪肝最直接的原因之一。

1、不良生活習慣有多少

每個人都有自己的生活方式，這些生活方式左右著人體的健康，當生活方式出現問題時，身體就會陷入疾患困擾中。1979年，美國衛生總署發表了「健康促進與疾病預防的報告」一文，提醒美國人們多關注日常生活中那些習以為常的行為和社區生活條件，它使50％以上的人過早死亡。那麼，一個人的不良習慣究竟有多少呢？

(1)不良的嗜好

吸菸、酗酒是最常見的不良嗜好，也是導致富貴病的重要因素之一。有人預計，到2020年吸菸致死的人數將位列死亡原因首位。長期大量飲酒對身體健康的危害也非常大，可引起脂肪肝、腸胃疾病，促進動脈硬化，增加冠心病的發病率。

(2)不良飲食習慣

幾乎所有人都有飲食方面的不良習慣，比如飲食無規律、吃得太飽、太鹹、太甜、太油膩，或者偏食、烹調不當等，我們已經多次強調，飲食惡習是富貴病的主要原因，是高血壓、高血脂、動脈血管硬化、冠心病等的發病溫床。

(3)生活無規律

現代生活讓人處於無規律狀態之中，或勞累過度，或生活懶散，大多數人經常熬夜，睡眠不足，玩樂無度，比如加班工作、通宵達旦地玩遊戲、搓麻將、上網聊天，這些惡習讓人不能做到起居有常，生活毫無規律，完全打亂了一個人生理時鐘的自然規律，結果讓身體免疫力下降，身體逐漸衰弱，各種疾病纏身。

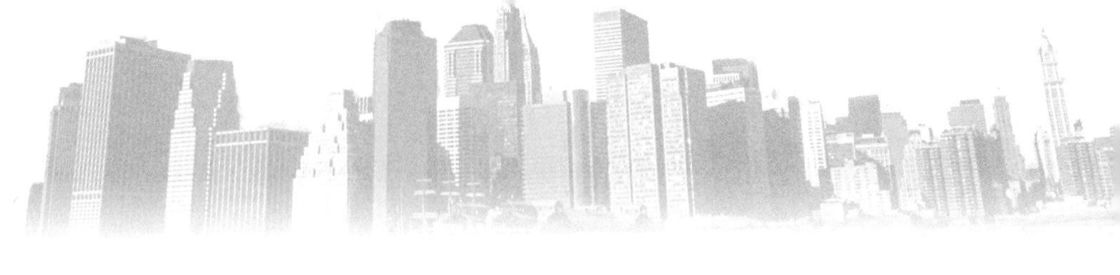

(4)很少參加運動，很少出汗

高度發達的現代科技，為我們提供了高品質生活空間，出入有車、睡臥有空調、上下有電梯、購物有網路，想一想，根本不用活動就可以完成一天的所有事務，這讓不愛運動的人變得更懶，從早到晚、從春到冬，根本出不了一滴汗。

(5)濫用藥物

抗生素、保健品、興奮藥，成為危害健康的公害，許多人為了尋求健康，卻在不知不覺中賠上一條性命。

(6)心理衛生得不到保障

原發性高血壓、冠心病、心血管疾病、糖尿病無不與心理衛生有極大關係。在社會高速發展過程中，人們情緒不穩定，心理壓抑，常常是身心疾病（高血壓、冠心病等）的誘發因素，並能使病情加重。

(7)網路、電視、吸毒成癮

無論做什麼，一旦個體出現強烈、被迫、連續或週期地求得某種有害物質的行為，其目的是取得或維持某種特殊的心理快感或避免停用時的痛苦時，這種行為就是成癮。現代社會，網路、電視、毒品成癮現象有逐漸增加的趨勢。讓人失去控制，廢寢忘食，長時間沉迷於這種活動，對健康造成很大危害。

2、不良生活習慣的危害

不健康的生活方式導致了60%左右的疾病發生。在各種不良生活方式中，不吃早餐、長期吸菸、過量飲酒、熬夜、不當的飲食和缺少運動等佔據前幾位，成為富貴病的高發因素。比如高鹽飲食是高血壓發病危險因素之一，長期不吃早餐容易引起膽囊結石，晚餐過晚、過飽，成為脂肪肝、痛風、肥胖、糖尿病的好發因素，辦公室自動化、居住條件現代化、工作腦力化，會導致肥胖、高血脂、脂肪肝、痛風等富貴病。

生活中，如果能夠盡早採取預防措施，改變各種不良生活習慣，完全可以避免各種富貴病。

3、如何養成良好的生活習慣

養成良好的生活習慣，不僅可以避免富貴病、早衰，而且還可擁有健康的體魄，延長壽命。

(1)良好的生活習慣越年輕越容易養成，身體獲益也越大。比如讓一個孩子養成不吸菸的習慣，比讓一個中年人戒菸要容易得多。

(2)從點滴做起，杜絕不良習慣。不要以為偶爾喝醉幾次、抽幾根菸沒關係，也不要覺得大魚大肉、經常睡懶覺對身體影響不大。不良習慣就像空氣中的灰塵，雖然看不見卻能越積越厚，最終揮之不去，導致疾病叢生。

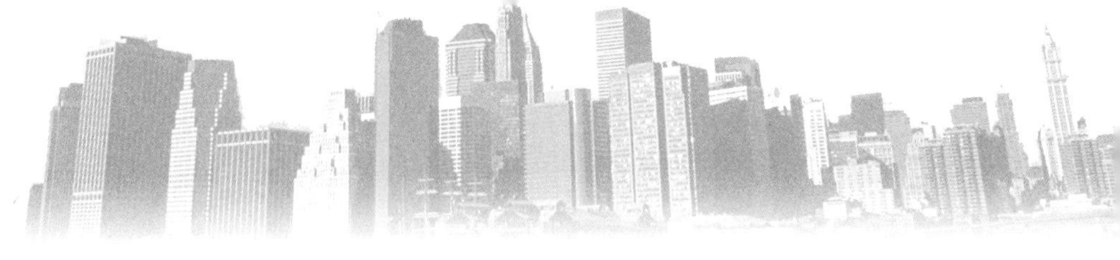

4、生活中有哪些良好的習慣值得提倡

- 經常量體重，可以瞭解自己的肥胖情況，發揮早期預警作用，能夠針對體重變化採取相對的飲食、運動鍛鍊，以防富貴病。
- 關掉電視，不要被其中色澤豐盛的食品廣告勾起食慾；同時少看電視，會有更多時間去運動。
- 多到戶外去，如果想減肥，每年的四月份是最好季節，這時室外會為你提供一個鳥語花香、春光明媚的好地方。
- 少吃一口，多走一步，讓脂肪燃燒起來，是與肥胖斷交的好習慣。
- 不吸菸、不酗酒、不熬夜，可以讓精力充沛，身體健康。
- 如果患上富貴病，必須定期檢查血壓、血糖、血脂、血黏度，即時瞭解自己的身體狀況。
- 減肥不是一時半刻的事，不能求速，每月減掉一、兩公斤即可，這樣五、六個月後效果就比較明顯。
- 每餐只吃七、八分飽，用餐時先吃青菜，再吃肉類，快飽時再吃點穀類主食，這樣可以限制熱量的攝取，維持維生素、礦物質等營養含量，這叫做控制總量，調整結構，顛倒進食次序。
- 少吃速食，特別是小孩子，常吃會影響發育，對成長非常不利。

良好的生活方式成為長壽的保障，事實證明，45歲以上的人如果從不吸菸，很少喝酒，並能堅持經常鍛鍊，每天睡眠時間達到7～8小時，體重保持正常，飲食規律，壽命會延長10～15年。實際上，只要做到以上2～3項，也能增壽好幾年。

與之相比，不良生活方式導致的疾病越來越普及，在發達國家佔總死亡人數的70%～80%，這一資料讓世界衛生組織十分震驚，他們不得不說：只有透過健康方面的教育，改變不良生活習慣和生活方式，才是控制富貴病最有效的方法，因為這些疾病無法單純依靠藥物和手術治療得到治癒。可見，為了預防富貴病，為了個人的健康長壽，下決心改變不良生活方式，養成良好的生活習慣，是刻不容緩的事情。

健康標籤

一日三餐要合理，熱量分配以早餐佔全天總熱能30%，午餐佔40%，晚餐佔30%為準，遵循「早餐吃好，午餐吃飽，晚餐吃少」的原則。

第二節 早餐要吃好

在各種不良生活方式中，不吃早餐恐怕是十分常見的現象。可是從營養學角度出發來看，早餐是人體一天當中最為重要的，是不可以省去的，一定要吃，更應該吃好。

1、不吃早餐對健康的危害非常大

長久不吃早餐人就會精神不振，誘發胃炎、膽結石等消化系統疾病。另外，午飯時身體就會出現強烈的空腹感和飢餓感，不知不覺中就會吃過多的食物，不僅不能減肥，反而使脂肪在皮下堆積過多，增加體重。

早晨起來時胃是空的，血糖指數也降至進食指數。當人開始活動，大腦和肌肉就會對糖進行消耗，這時血糖指數會繼續降低。如果不吃早餐，就沒有足夠的血糖供給人體，人就會出現倦怠、疲勞、反應遲鈍，以及暴躁、易怒的現象。國外的一些營養學家進行了相關調查，認為許多車禍都與肇事司機的反應遲鈍有關，而影響反應遲鈍的原因也與血糖值過低有關。

不吃早餐，人體內所儲存的糖原和蛋白質就會被動用，時間一長，皮膚就會乾躁、多皺，甚至於貧血，加速衰老。

2、保持早餐攝取足量營養

如果早餐攝取的營養不足，會導致免疫力低落，容易反覆感冒，易患肝炎、非典型性肺炎、癌症、愛滋病等疾病。而嚴重攝取不足時，就會導致營養不良、缺鐵性貧血等營養缺乏性病症，同時，由於不重視早餐的攝取，也就難以補充夜間人體所消耗的水分和營養，進而增加了血液的黏度，易引發腦血栓，甚至導致中風、心肌梗塞。

做一個方便快捷的營養早餐，時間也不會很長。先準備好三明治、牛奶，在前一天晚上可以先煮好雞蛋，並且切好，再切點黃瓜片，洗好番茄，以備用。次日早起可以將這些準備好的食物直接夾入兩片麵包中。根據個人的口味，可加入番茄醬，這樣一頓營養豐富的早餐就好了。

3、早餐不可少

(1)早餐吃得好要營養均衡的合理飲食，美味可口又有益健康的總體要求。早餐提供的熱量和營養是佔全天熱量的三分之一，食物要合理搭配，乾稀搭配、葷素補充，穀類、肉類、豆蛋奶類和蔬菜水果等最好齊全，尤其以熱食為宜，否則會傷胃。

(2)早餐不能太油膩，因為油膩的食物會讓大腦供血不足，出現疲倦、注意力不集中的情況，影響上午的學習和工作。另外，油炸的食物如油條、煎雞蛋，會破壞大量營養素，長期食用易引起營養失衡。

(3)體內所需八種必需氨基酸，食物中含有氨基酸的比例，越是與之接近，其營養價值就會越

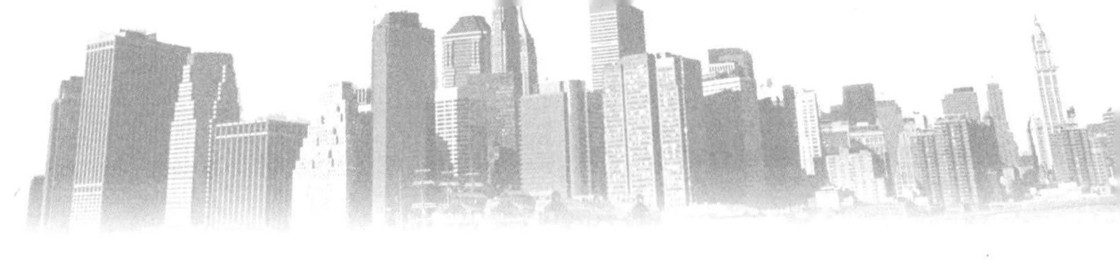

高。雞蛋、牛奶的氨基酸比例與人體接近，可以平衡氨基酸；穀類和豆類混合，可以提高營養價值和蛋白質的利用率；而碳水化合物、脂肪、蛋白質三大營養素是熱量營養素，適量的攝取將構成平衡。因為早餐可以影響人一整天的生理和精神狀況，故此，早餐的選擇和進食的多少是十分重要的。

優酪乳＋菜包／肉包＋蔬菜，是營養比較均衡的早餐食譜之一，優酪乳富含乳酸菌，營養價值甚至比牛奶還高，但是早上空腹飲用，會影響腸胃消化，這時配合菜包或麵食，如胡蘿蔔菜包，會更加有營養。當然，如果是肉包，就要補充些水果、蔬菜，以防維生素、纖維素不足。

(4)早餐時間最好是起床後半小時左右，這時食慾最旺，若起床後先活動，再進食早餐，不僅可以增進食慾，還可幫助消化。有早起習慣的人，早餐最好安排在七點以後。

(5)吃早餐時速度不要太快，否則會損害消化系統；而且早餐最好定時定點，以利消化和吸收。

適合OL養顏的早餐八寶粥，可以在前一天晚上做好，放入紅豆、紫米、枸杞子等美容食品，第二天早上溫熱再吃，既能節約時間，又有養顏美容、防病祛病的效果。

(6)早餐以後，不管吃什麼都不能代替早餐，因此不要以為加餐會代替早餐的作用。如果是孩子的父母，需堅持吃早餐，這會給孩子有帶頭作用，幫助他們從小養成好習慣。

(7)根據病情準備早餐，比如降血糖牛奶麥片，適合血糖高或者有糖尿病家族遺傳史的人群，做法很簡單，把麥片先用開水沖好，再加入牛奶即可。

早餐佔全天飲食的三分之一，是大腦的能量來源，其能量來自於碳水化合物，而維持人體充沛精力和靈敏反應力的蛋白質是不可少的，也就是不僅要有牛奶、麵包，還要有雞蛋、水果，滿足人體最基本的營養所需。最好根據自己的實際情況，制訂一個食譜，五類食物齊全，量要充足，能量和營養素適宜，注意三餐的攝取量，並進行合理的營養搭配，滿足人體各種營養的需要，減少疾病的發生，堅持合理的早餐習慣，是健康的保證。

如果你不知道自己的早餐是否合理，可以參考下面幾點：

- 不是每天都吃早餐，三天打魚兩天曬網。
- 喜歡西式早餐，火腿、煎雞蛋，塗上奶油的麵包。
- 早餐時幾乎不吃穀物。
- 為了趕時間，邊走邊吃。
- 為了節約時間，提前從超市買回奶油麵包，或者速食、速食麵等，第二天早上吃。
- 早餐很少吃水果、蔬菜，或者幾乎不喝果汁、蔬菜汁。
- 早餐以油炸食物為主，油條、油炸糕點等。
- 早餐很簡單，一碗粥而已。
- 不是每天早餐都能喝牛奶。
- 以速食店為主，很少在家裡吃早餐。

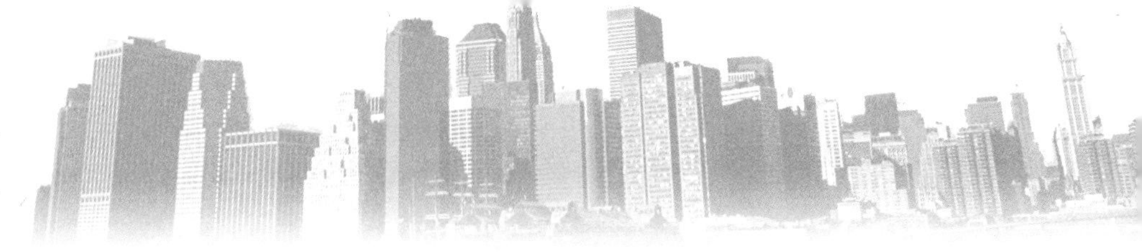

在上面幾種情況中，你會選擇幾個肯定的答案呢？要是你的選擇在四個以上，那就很抱歉地提醒你：你的早餐存在著問題，該好好反省，改變不良習慣，為健康負責了。

健康標籤

健康的標準：1.食得快：進食時胃口好，不挑食，內臟功能正常；2.便得快：能輕鬆排泄大小便，腸胃功能好；3.睡得快：能很快熟睡，睡得好，頭腦清醒；4.說得快：語言流利，表達正確，思維敏捷，心、肺功能正常；5.走得快：行動敏捷自如，精力充沛；6.良好的個性：性格溫和，胸懷坦蕩；7.良好的處世能力：自我控制力強；8.良好的人際關係。

第三節 午睡不可少

休息是人生大事，如果休息得好，健康自然不在話下。可是生活中休息也有講究，不當的睡眠習慣，會威脅人體健康，成為當代富貴病的促發因素之一。

1、人體的睡眠規律

在白天，人體有三個睡眠高峰，上午9點、中午1點和下午5點，在中午1點，人往往開始有點發懶，這都是由於人體內的生物理節律的作用，只是這個時段更為明顯。在這時小睡一會兒，是對這種生理節律的一種保護方法。自古以來人們就有睡午覺的習慣，「午」就是十一時至十三時，午睡更能使人消除疲勞。

臨床證明，每天保持半個小時午睡時間，可使體內激素的分泌趨於平衡，使冠心病發病率降低20％～30％，因為午睡能舒緩心血管系統，進而降低人體的緊張度。同時，午睡還有預防高溫中暑的作用。

2、午睡要講究技巧

午睡對身體健康很重要，午睡十分鐘可消除困乏，比夜間多睡兩個小時效果還要好；午睡四十五

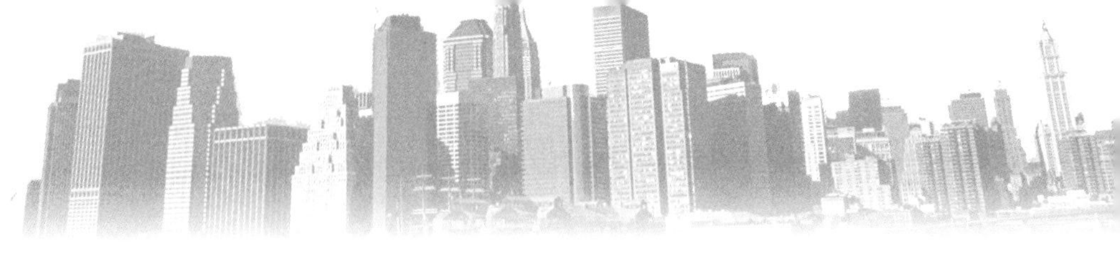

分鐘，可以提高工作效率35％，讓人決斷事情的準確率提高50％。午睡有益健康，但是並不是所有的午睡都能達到這一效果。

朝九晚五的工作作息規律，留給人們的中午時間只有短短一小時，這段時間內除了吃飯，幾乎沒有午睡的可能，所以儘管大多數人吃完午飯會無精打采，可是時間又不允許好好地享受午睡，更何況是在辦公室裡，沒有自己的休息空間，於是有的人忙裡偷閒趴在辦公桌上小睡片刻，但往往午睡了還不如不睡，睡的很不舒服。

像辦公室一族生活中不健康的午睡習慣隨處可見。

(1)趴在桌上睡

午睡時趴在桌子上睡，這樣易造成大腦血流量減少，是極不科學的方法，當人處於睡眠狀態下，全身肌肉就會放鬆，血管擴張，心律也會變慢，血壓降低，這時又由於飯後，較多的血液流入腸胃，若再這樣小睡，長時間大腦就會缺氧，引起頭重、乏力、腿軟等不適的症狀；趴在桌子上，還會壓迫胸部，阻礙人的呼吸，因而心肺負擔也會相對增加。

(2)飯後就睡

當我們吃過午飯，胃內吃進大量的食物，消化系統開始工作，如果此時午睡就會影響消化，不利於人體的吸收，影響午睡的品質，時間一長就會得胃病。

(3)睡的時間太長

因為人體的睡眠分淺睡眠和深睡眠且呈週期性循環交替，如睡80分鐘或是100分鐘以上，即由淺睡眠進入深睡眠，此時大腦的各中樞神經的抑制加深，腦組織中毛細血管關閉，腦組織供血相對減少，體內代謝也相對降低。如果這個時候醒了，由於被抑制的大腦皮層還處於抑制狀態，關閉的毛細血管沒有打開，大腦一時供血不足，造成暫時性的植物神經功能紊亂，感到全身不舒服，甚至更疲倦，沒有精神，十至三十分鐘方可消失。

(4)午飯吃得太飽太油膩

如果中午吃的太油膩，午睡就會使血液黏稠度增加，進而加重了冠狀動脈的病變程度，而太飽又會加重消化功能的負擔。

針對以上種種問題，我們就可以明白午睡的品質決定午睡後是否精神更加旺盛，有很多人因為午飯後出現精神倦怠，人顯得懶洋洋，就是沒有認識正確午睡的重要性，以及具體行動的方法。

- 最好在午睡前活動十分鐘左右，睡時放鬆褲帶，睡姿以右臥為好，因人體內左心右肺，右臥可使心臟不受壓迫，減輕了心臟的負擔，並能增加肝臟血流量加大，同時放鬆全身的肌肉，促進腸胃蠕動，有利於食物的消化代謝。
- 午睡時間一般都較短，最好不要超過一小時，三十分鐘左右最適宜。由於個人入睡時間不同，午睡時間可依個人情況而定，自我感覺舒適為好。

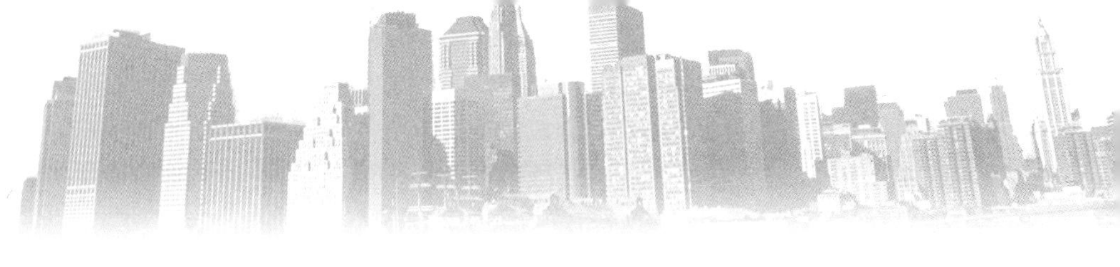

- 一般來說，最易入睡的時間是在早晨起床後八小時，或晚上睡前八小時，也就是一天活動時間的中間時段，這個時候午睡最好。算一算，大多數人約在中午一時左右。
- 午睡時，即便不能臥睡，腿也不要垂直向下，最好抬起與身體保持一定平衡，這樣有利於全身的血液循環，身體也能得到很好的休息。
- 午睡醒來後，可喝一杯清水，一是使血容量得到補充，二是也能使血液黏稠度得到稀釋，再配合稍做一些輕度的活動，讓身體盡快清醒。

只要掌握合理午睡的方法，不但可以增強體力，增強身體防護功能，還可放鬆身心，消除疲勞，降低冠心病的發病率，延長壽命，提高下午的工作效率。

3、辦公室午睡技巧

在辦公室裡沒有個人的休息空間的時候，如果想休息一會兒，也應注意睡覺的技巧，否則不僅達不到午睡的效果，反而會導致全身的無力和不適之感。

(1)選擇較安靜的場所，避免受較強的外界刺激。比如會議室、休息室，都是較佳選擇，不要在嘈雜的辦公室午睡，這樣較容易入睡，睡眠品質也會更好。

(2)在辦公室自備一條薄毯，並且避免在空調出風口處午睡，以免受涼。最好不要將空調開得過高或者過低，因為入睡後肌肉鬆弛、微血管擴張、汗孔張大，易患感冒或其他疾病。

(3)睡覺時關閉手機、電腦，不受打擾，還能減少輻射。

(4)午睡後不要猛然起立或者活動，更不要立即從事複雜和危險性工作；最好慢慢站起，輕度活動，喝杯冷開水，有條件的話，冷水洗洗臉，都有助於消除不適，盡快清醒。

4、不適合午睡的人群

午睡如此重要，大多數人必不可少，但是生活就是這樣，總有一些意外情況存在，也有一些人不適合午睡。

- 失眠的人不適合午睡，會加重夜間失眠，得不償失；
- 血壓很低的人也不適合午睡，因睡時血壓會相對降低，使呼吸困難，尤其是夏天，天氣較悶熱更是對身體不利。
- 體重超過20％的肥胖者和六十五歲以上的老年人也不太適合午睡，因為午睡會使血液黏稠度增加，易導致血管堵塞。
- 有嚴重血液循環系統障礙的，因腦血管變窄引起頭暈的人，午睡時腦部的血液會流向胃部，大腦供氧量就會減少，血壓也會降低，因此，這類人午睡易因大腦局部供血不足，引發中風。

5、夏天午睡必不可少

炎炎悶熱的夏天，夜晚入睡都較晚，早上起的又早，因此睡眠時間少，品質又差，故此，透過午

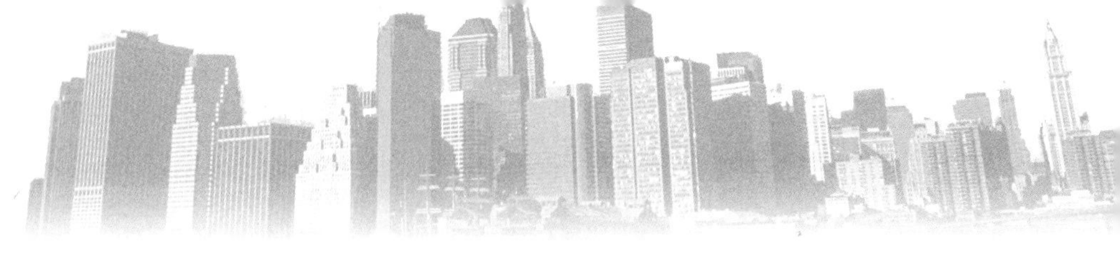

睡可以補充夜間不足的睡眠。而夏天中午又是最熱的，很容易發生中暑，若小睡放鬆一下，不失一個靜養的機會，也可使中暑機率大大降低。

夏季午睡可以補睡眠消暑熱，還可以保護大腦，緩解緊張狀態。睡眠時大腦皮質的神經細胞會受到保護性的抑制而得到休息，全身肌肉也處於放鬆，所消耗掉的體力會慢慢恢復，身體內又可以正常地運轉。午睡可以改善功能，改善腦供血，增強防禦功能，減少腦血管意外的發生。

健康標籤

辦公室午休族可準備一點薄荷味口香糖、酸梅蜜餞、花茶，或者帶有薄荷、橘子的乾花香袋，當午睡後聞聞香袋，可以提神醒腦；嚼嚼口香糖、蜜餞，喝杯清茶，能幫助快速恢復精力。

咖啡是提神良藥，但過量飲用會影響睡眠；而糖分太多的飲料，會讓午睡大打折扣。

第四節 晚飯過後「腎」重要

不良生活方式往往貫穿一個人生活的二十四個小時之中，到了晚間，也有一些不良習慣會影響人體健康，成為富貴病的致病因素。

1、現代生活中，很多不良習慣成為腎臟的殺手

腎為「先天之精」，為臟腑陰陽之本，是生命之源，故稱「先天之本」。腎的旺盛與衰弱，都會對體內各臟腑器官的功能有影響。腎所藏之精化生為腎氣，腎氣的充盈是可以影響人的出生、成長、衰老與死亡的生命過程。當腎臟遇到麻煩時，得富貴病機率會大大提升。

以下這些不良習慣，會增加富貴病的患病風險：

- 下班後不休息，參與應酬、活動。
- 為了加班熬夜，吃的太晚，或者和宵夜一起吃，吃完後立即睡覺。
- 晚餐後活動量太大，如高歌、跳舞，或者立即開車。
- 飯後立即喝濃茶，吃蔬果，吸菸。
- 吃晚餐時，用飲料代替白開水，過多地喝啤酒、吃肉，暴飲暴食。
- 飯後立即刷牙、洗澡。

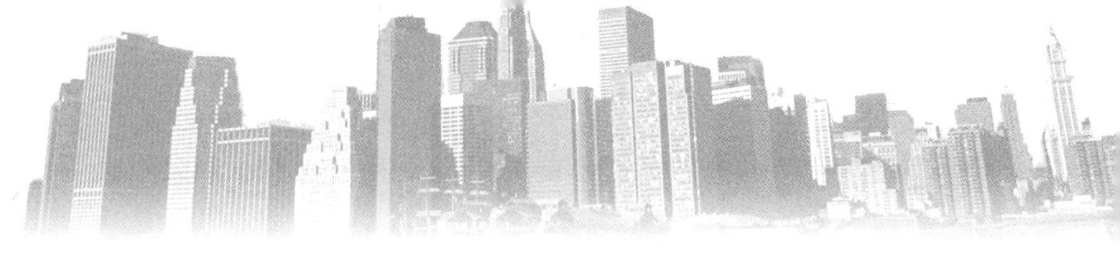

- 盲目地服用壯陽藥食，如蛇膽、草魚膽等，很多中藥都含有毒性成分，不僅傷害腎臟，還會危及全身。
- 忙碌一天很辛苦，吃完晚飯就去睡覺，不做其他活動。
- 早餐不吃，晚上大吃，以圖補回營養。

2、晚間如何養腎

(1)養腎重在「藏」，要保持精神狀態的良好、安靜平和，就是要好好地控制精神活動，含而不露，神藏於內，不露於外。故要調節不良情緒，將不順心、不愉快的事情盡快拋開。不要將工作中的煩惱帶回家，更不要帶上餐桌。

(2)下午六、七點鐘是晚餐時間，中醫上稱為酉時，人類自古養成這個時間吃飯的習慣，可是現代生活往往打亂這一規律。勞累一天，人們喜歡在這個時候大吃大喝，聚會狂飲，吃進去太多高熱量、高脂肪食物；「問題晚餐」潛在很大危害，是損害腎臟，引發富貴病的一大禍因。

- 不要暴飲暴食，造成飲食比例失衡。還記得一日三餐的進食比例嗎？3：4：3，晚餐如果按照這個比例，既能保持活動時能量的供給，又能在睡眠中讓腸胃得到休息。晚餐通常六分飽最好，剛有飽足感便可以停止用餐，不要超過七分飽，主食是中午的一半即可。

●晚餐以清淡為主，避免太多高脂肪、高蛋白、高熱量食物，適當增加粗糧。許多人認為這是一天中家人團聚，最該好好吃一頓的時候，因此準備豐盛，雞、鴨、魚、肉擺滿桌子，然而這些高蛋白、高脂肪、高熱量食物不但不能為你和家人帶來健康，相反的，大量高蛋白、高脂肪、高熱量食物會使血脂的凝固性增強，沉積在血管壁上，引發動脈硬化，形成血栓；而且還可以損害肝臟，把過多的膽固醇運輸到動脈壁，進而加重硬化和血栓的病情。特別是老年人，這時糖代謝能力減弱，晚餐時太多的熱量會加重胰島負擔，促使糖尿病發生。

●晚餐定時，不要吃得太晚、太早，更不要以宵夜代替晚餐。

●晚餐可以先喝一碗熱湯再進食，有利於腸胃蠕動。另外不要吃過硬或過涼的飲食，以免傷害腸胃，引起腹瀉，影響睡眠和休息。過苦、過寒、過冰的食物易傷腎，如苦瓜、鵝肉、啤酒進食過多，會傷腎致病。

芝麻、狗肉、豬腎、栗子、山藥、冬蟲夏草、枸杞子、何首烏、海參、蝦子，被稱為十大養腎食品。這些食物可以補腎潤五臟，具有很好的藥效。比如枸杞子，很適合腎虛體弱的中老年人服用，具有補腎養肝、益精明目、壯筋骨、祛腰痛的功效，長期食用，可益壽延年；而蝦子是補腎壯陽的良品，腎虛、體弱、陽痿、不育的男子多食蝦，效果顯著。

(3)不要盲目服食中藥壯陽，如魚膽或蛇膽，必須經過特殊炮製才能清除它的毒性，盲目服用很

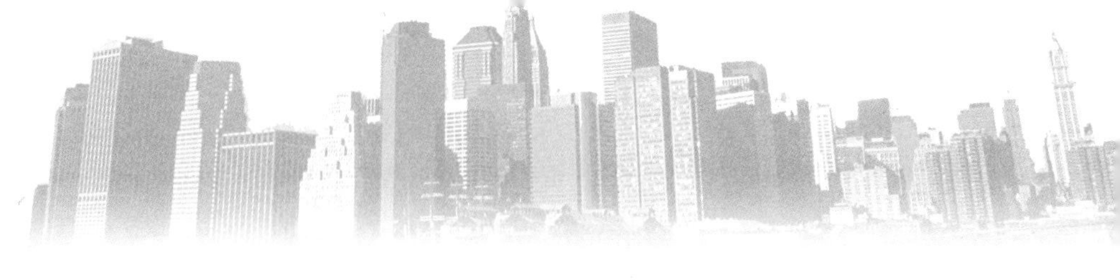

容易中毒。

杜仲茶是常用來補腎的中藥，取12克杜仲葉、3克綠茶，切碎用沸水沖泡，十分鐘後飲用，具有補肝腎、強筋骨的效果，對於高血壓、心臟病、肝硬化都有療效。

(4)餐後有許多不良習慣，如果能夠糾正，會利於養腎祛病。

● 飯後不要立即刷牙、洗澡，可以在一小時後在進行這些活動。

● 飯後不要立即吃水果，以免影響食物吸收。當食物進入胃後，需要一～兩個小時才能緩緩消化排空，立即吃水果，水果不能正常地消化。而且，晚飯後吃的水果糖分不要太高，像龍眼、葡萄，容易讓身體發胖，導致富貴病發生。檢測水果糖分，有個小訣竅：將水果果汁滴到手上，乾了後黏度高低，決定糖分多少。太黏的糖分多，反之糖分較低。

● 飯後不要喝濃茶、吸菸。

(5)晚餐後，不要立即睡覺，最好做些活動，一來利於消化，二來有益於健體。

● 晚餐三十分鐘後，可進行強度不大的活動，如散步、慢跑等，這些活動必須是力所能及的，以促進血液循環，改善腎虛。做完運動後記得做一些拉伸活動，不要讓身體痠痛。

● 晚餐後不要進行高強度運動，如跳舞、飆車等。

● 晚上八點後，是人體準備睡眠的階段，此時大腦再次靈活起來。這時可以看書、寫作，促使大腦運動，健腦養生。

現代有些人為了工作方便，一整天也不喝水，可是長時間不喝水，尿量必然減少，尿液中攜帶的廢物和毒素的濃度增加，嚴重毒害腎臟健康，容易引發腎結石、腎積水。憋尿也是常見的現象，尤其是職場忙人，顧不得去洗手間。然而憋尿危害極大，因為正常人尿道口周圍有細菌寄生，尿液可以沖走它們，如果長時間憋尿，這些細菌會在尿路聚集，逆行進入膀胱，引起反流性腎臟病或者腎盂腎炎，甚至發生腎衰。

所以，多喝水、不憋尿，這些看似微不足道的生活習性，竟然是保護腎臟、預防現代富貴病的好習慣。

健康標籤

蔬菜、水果含高鉀成分，有慢性腎功能障礙的人長期食用，會造成腎功能的破壞。因此應該注意適當食用蔬果，而且不要喝太濃的蔬果汁、火鍋湯、菜湯，飲食以清淡為宜。

第五節 子夜時分養肝血

根據大自然四時養生的規律，凌晨1點至3點是一天的開始，猶如初春，是養肝血的最好時機。然而，現代社會為人們提供夜生活的空間，讓人們喪失良好睡眠的可能。當夜晚的帷幕徐徐拉開後，工作一天的人們開始肆無忌憚地享受這美好的時刻，「通宵上網聊天」、「徹夜遊戲」、「痲將」、「癡迷球賽」，許多不良習性造成大腦過度興奮，無法安睡，成為誘發富貴病的溫床。

1、不良夜生活習慣

(1)晚飯吃得太多，或者睡前吃飯，會影響睡眠，尤其吃了不易消化的食物後，加重腸胃負擔，難以入睡。

(2)睡前運動，或者進行大量刺激性強的運動，讓人處於興奮當中，很難盡快入睡。睡覺時說說笑笑，中樞神經興奮，也會影響睡眠。古人說：「寢無言食無語，睡前大喜大樂。」不利於睡眠。

(3)喜歡夜間工作，熬夜成為常事；或者通宵達旦地遊戲、玩樂。

(4)居住環境過於嘈雜，比如工地、鐵路旁，機器轟鳴、人聲鼎沸，久而久之，會導致失眠發生。

⑸居住空間太「高級」，裝修、空調、電腦、手機輻射嚴重，影響睡眠品質。

不管哪種原因，現代生活已經越來越嚴重地影響著人們的睡眠，進而損傷著肝臟。因為夜間人體激素分泌處於較低水準，如果一直保持清醒、亢奮的狀態，必須分泌更多的激素，這樣勢必增加心、腦負擔，容易導致心血管疾病。對患病的人群來說，夜間身體較為脆弱，要是熬夜刺激，會加重病情，甚至猝死。

2、子夜時分養肝血

子夜時分正是人們睡眠的時間，因此保持睡眠的充足是十分重要的，順應自然應夜臥早起，不可過分熬夜，才能保精養氣，如平時工作較緊張，不妨睡個懶覺，以利於身體功能很快恢復。子夜氣溫漸涼，故夜晚應注意保暖，維護陽氣的升發。所以子夜養肝，能維持一天的精神狀態，為健康奠定基礎。

陳先生今年才二十多歲，看上去身體強壯，可是過完春節，他經常感到右邊腹部悶痛，這種症狀持續讓他心煩，就到醫院做了檢查，結果是脂肪肝，並且出現轉氨酶異常、血脂高、尿酸高等。為此他嚇了一跳，他的脂肪肝有一段時間了，由於春節大吃大喝，加上日夜鏖戰在麻將桌上，終於使肝臟和身體代謝的各項指標出現了異常。醫生告訴他，注意保健，合理飲食，維持良好的睡眠，轉氨酶、尿酸等指標就會很快恢復正常。

針對現在好發的脂肪肝人群，生活中多注重養護肝臟，否則會導致肝臟功能異常。當人體在睡眠

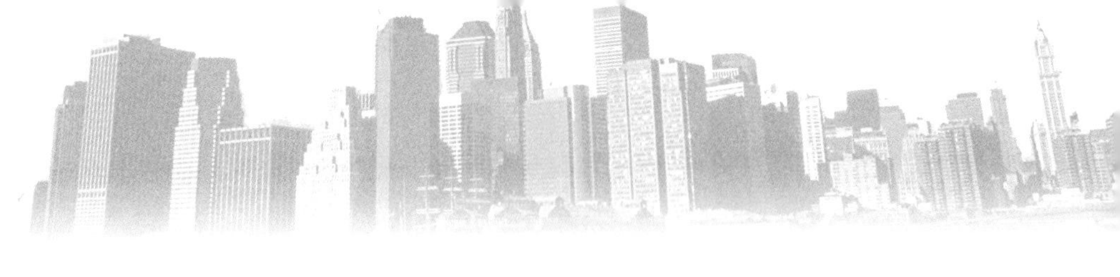

時，人體處於平躺臥位，此時肝臟就能享受到人體內更多的血液澆灌，再加上夜晚睡覺身體處於一種休息狀態，肝臟的負擔最低，因此，維持高品質的良好睡眠對於護肝的功效極為顯著。

相反，如果睡眠品質較差，出現了睡眠障礙，肝臟得不到更多的血液的滋養，進而還會增加肝臟的負擔，極容易累及肝功能。醫學專家發現，有一種被稱為睡眠呼吸暫停綜合症的睡眠障礙可以引起肝臟的損害。

這種綜合症，就是指在睡眠中會因為舌咽部的狹窄和懸雍垂面堵塞氣道，進而造成呼吸短暫的停止，嚴重者呼吸暫停時間可長達一分半鐘以上。據醫學資料，如果患有嚴重的睡眠呼吸暫停的患者，就會有32%的人數出現肝功能異常，也就是說肝功能損害是與呼吸暫停的嚴重程度呈正比關係，同時，這種肝臟的損害是與睡眠呼吸暫停引起的缺氧和胰島素抵抗有很大的關係。

3、如何改變不良習慣，提高睡眠品質

(1)夜晚不要從事太多過於耗損腦力的工作，更不可經常熬夜。一些人之所以肝臟不太好，這與經常熬夜和晚睡有一定的關係。古代養生家根據晝夜陰陽的自然變化規律遵循「十二時辰養生法」。從中醫學角度看，一天當中對於人的睡眠品質有兩個時段是最重要的，一個是上午11點到下午1點，即午時，另一個就是晚上11點到凌晨1點，也即是子時，從人體的生理狀況來看，每天的這四個小時也是骨髓造血的時間，此時流經肝臟的血液也最多，有利於肝功能的正常修復。也就是說，把握好午睡時間和夜間睡眠的時間，特別是夜間睡眠，是護肝的

好時機。

(2)從養生上講，應該每晚10點前上床，最好保持晚上11點左右就能睡熟，凌晨1點處於熟睡狀態最能幫助肝臟恢復元氣；不要熬夜，保持充足的睡眠，也為肝功能的修復做好必備的鋪墊工作。

(3)晚上睡前半小時喝杯牛奶，有助於睡眠；想要進食水果或者宵夜，盡量在睡前兩個小時吃，給腸胃消化的時間。

(4)避免周圍中的不安靜因素，給睡眠一個安靜的時間，他人的一切活動盡量輕柔，不要大聲說話。

(5)保持良好的睡眠習慣，最好制訂一個作息時間規律，白天早一點起床活動，從事各種活動或工作，不要因為白天貪睡影響夜間休息。

(6)睡前不要喝濃茶、咖啡，更不要服用興奮劑，避免大腦皮層過度興奮而睡不好。

(7)不要無休止地看電視、上網閒聊，或者觀看刺激性的小說、文章。

(8)為自己準備平整、舒適、溫暖的床鋪，臥室也要空氣流通，溫濕度適宜，有利於提高睡眠；溫水洗腳、洗澡有助於睡眠。

另外，環境習慣的改變也會造成睡眠品質差，這時一些富貴病朋友可適當服用安眠藥物。不過，一定要注意是否有心理壓力、情緒不穩的情況，這時應採用鬆弛療法，消除緊張、焦慮情緒，才是恢復正常睡眠的根本。

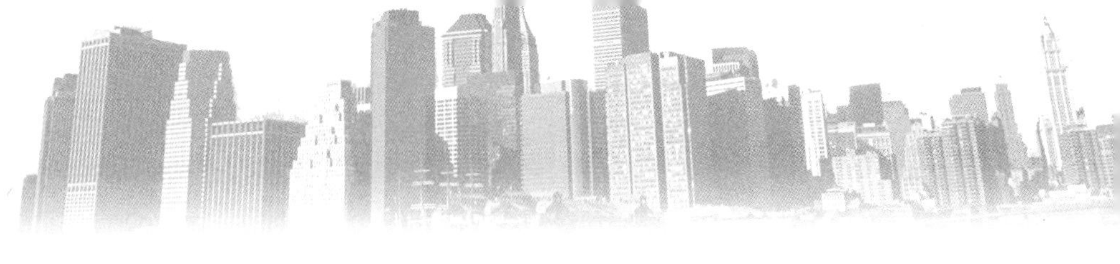

4、春季護肝

從中醫學上講，肝臟與草木相似，草木在春季開始萌發，而進行生長繁殖，因此，肝臟在春季功能也是最為活躍之時，為一年保持一個良好的身心狀態打下堅實的基礎。所以，初春養護肝臟應排在首位。

- 春季護肝，一定要多喝水，春天乾燥，多喝水利於肝臟血液循環，排出毒素。
- 少吃酸味食品，以免影響肝氣疏泄；早睡早起，使血液回肝解毒。
- 春天氣溫適宜，適合早起，可以做做身體舒展、擴胸等運動，順應春天生發之氣，養護肝臟。
- 勤梳頭，頭髮與肝臟互為表裡，梳頭有助於通暢血脈，不易早生華髮。
- 多吃綠色食物，青色入肝經，有養肝作用。
- 情緒穩定，勿煩躁，不要長時間在電腦前工作，可以勤換姿勢、多按摩眼睛，「肝開竅於目」，眼睛疲勞會累積肝臟。

5、精神愉快是護肝的基礎

肝臟屬木，主疏泄，喜舒暢，惡憂鬱，肝氣不舒，情緒不暢，嘆氣，易打嗝，就會感到鬱悶，因此，避免肝氣過旺，維持肝臟正常的疏導功能，還要注意保持心情開朗。

人們生活在社會中，難免會遇到一些不愉快的事，難免會有想不開的時候。這時不要斤斤計較，耿耿於懷，多讓人，裝糊塗，保持心情穩定，強過讓自己陷入精神緊張狀態之中。生活中，精神狀態良好的人往往無憂無慮，吃得香，睡得甜，比那些容易生氣、顧慮重重的人更健康。

面對生活的打擊、緊張的學習和工作、環境的變化，誰都會產生心理和生理反應，如果超過限度，導致神經質、內分泌等功能異常，就會影響大腦功能，容易產生失眠，也就無法很好地養護肝血。

總之，從實際出發，根據個人情況調節精神情緒、合理安排生活起居、適當參與娛樂活動等等措施，都是有效養肝護肝、杜絕富貴病的方法。

健康標籤

過度節食會加重脂肪肝：過度限制飲食，人體就無法獲得足夠的能量，會調動身體其他部位儲存的脂肪、蛋白質，將其轉化為能量。在能量轉化過程中，大量脂肪酸會進入肝臟，導致脂肪沉積。

第六節 不可過分「臭美」

現今人們為了追求美而到美容院，進行各式各樣的美容，如減肥瘦身、美容整容，不科學地抽脂減肥、過度飲食限制；還有的人穿著過度緊身的衣服，或各種新潮的服飾等，然而，這些時尚的行為卻對人體存在一定危害，比如緊身衣褲，既不適於人體的血液運行，又不利於揮發汗液。過度的「臭美」，更容易讓人體患上各種疾病。

某公司有一位二十多歲的女職員，工作認真，為人處事得體，開朗熱情，在與人的交往過程中，雖然自己的業務效率很高，但總是感覺自己的身材不如別人，常感到自卑，別的女性身材修長，亭亭玉立，而自己則是胖乎乎的，於是決定減肥。每天減少一半的飯量，還定了食譜，其減肥食譜主要就以素菜和水果為主。透過幾個月的努力，體重還真減了下來，可是她也養成了一個習慣。只要一看見飯就想吐，根本吃不下。原因就是由於長時間的不正常進食食物，導致身體出現了嚴重的營養不良，經常頭昏眼花，工作毫無精神，失眠、健忘，甚至於最後昏倒。

長期的控制進食，進而形成了一種條件反射，最終引起神經性厭食症。其實，任何事物都有它特定的判定標準，並不是一成不變的。身體的胖瘦不是美的唯一標準，人的氣質與學問修養才是內在永恆的美。因此，必須從觀念上進行改變，無論胖與瘦，只要健康才是美麗的人生。

所以，美要講究一定的方法，不可過度，美而無病，才能健康長壽。

1、時尚中暗藏殺機

(1)為了追求美，時尚的做法越來越多，比如斷食、洗腸。有人認為，一週有一天不吃飯，只吃水果或者喝蜂蜜，可以排出體內毒素；還有更直接的方法，就是洗腸排出宿便，減少毒素，讓身體時刻保持苗條，不產生不良氣味，皮膚更加透明有光澤。這些方法確實會排毒養顏，然而過度洗腸，或者不顧身體狀況斷食，潛藏很大危機，如果一個工作量很大的人，到吃飯時不吃飯，會暈眩、低血糖。

(2)從早到晚穿太高的高跟鞋，或者穿著高跟鞋做運動，會嚴重影響腦神經系統和腰椎系統。

(3)穿塑身內衣，會直接影響排汗系統，讓熱量不易散發；太緊的內衣還阻礙局部血液循環，讓肌肉、皮膚受影響，產生變形或者疾病。

趕時髦、追時尚是OL的追求，誰都想成為生活中的焦點，然而這些愛美行為暗藏殺機，會孕育各式各樣疾病，對預防富貴病來說，百害而無一利。怎麼樣才能既擁有美，又不為富貴病所困擾呢？

2、從內到外進行心理素質的訓練

美是要講究內在的美，積極向上的心理，即是一種健康的心理，保持精神的愉悅與飽滿，排除

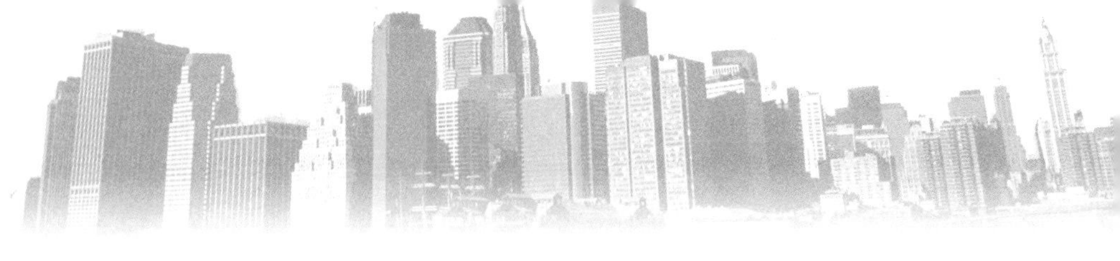

所有的影響身體的不良因素，不讓現代快節奏的生活旋律所產生的重大壓力成為人們健康的致病因素。不管從哪個方面，心理素質都是排在第一位的，只有好的精神狀態，才會有陽光的生活。戲劇家席勒說：「心靈開朗的人，面孔也是開朗的。」充滿自信就是魅力，心態是心理素質的一種表現。減輕心理壓力，也是減少患富貴病的一個危險因素。

3、注意服飾之美

選擇衣服要適應春、夏、秋、冬四季氣候的變化，順應自然界的陰陽平衡與相互協調。如果在氣候突變時，不注意衣服的增減，一些心血管疾病的患者就很容易發病，進而誘發其他各種疾病。

4、生活中「愛美」小妙招

- 不可過分「臭美」，特別是患有富貴病的病人，不能盲目進行洗腸、斷食等活動，需要根據醫生囑咐進行運動。
- 不管工作多麼繁忙，不要在臨睡前或者出門前洗頭，因為頭髮未乾睡覺或者受冷風吹後，很容易遭受風寒，輕者頭痛感冒，重者頸椎疼痛，還會加重富貴病病情。
- 患病的朋友也可以進行大方得體的化妝，佩戴合適的飾品，這會讓人看起來更加年輕，讓人得到心理上滿足，有助於提高情緒，消除憂傷，利於疾病恢復。

5、高血壓患者穿衣特色

高血壓患者穿衣講究寬鬆，褲帶、衣領要寬鬆，這樣才不會壓迫血液循環，不致使血壓升高。高血壓往往伴隨動脈硬化，硬化的動脈幾乎涉及全身，比如頸動脈，如果衣領過緊，壓迫頸動脈，會阻礙頸部血液循環，血壓升高，腦血管供血不足。

高血壓患者穿鞋、戴首飾也要寬鬆，自然舒服即可，過緊也會影響血壓。

追求美是人之常情，然而體態的煩惱讓人們有時無法接納自我，加上自卑心理，強烈的過分求美，是一直以來被大多數人所忽略的一種重要的心理疾病，在社會經濟迅速發展、生活品質不斷提高的今天，人們更是為美所惑，因此提醒富貴病朋友們適當地愛美，不要因美致病，甚至加重病情。

健康標籤

在大自然中，日常陽光中多含有紫外線和紅外線，如果在陽光下照射三至六個小時的話，就可以有著消毒的作用。可以經常把被子和床單，以及衣服和用品等放在陽光下進行曝曬可以進行有效的消毒。

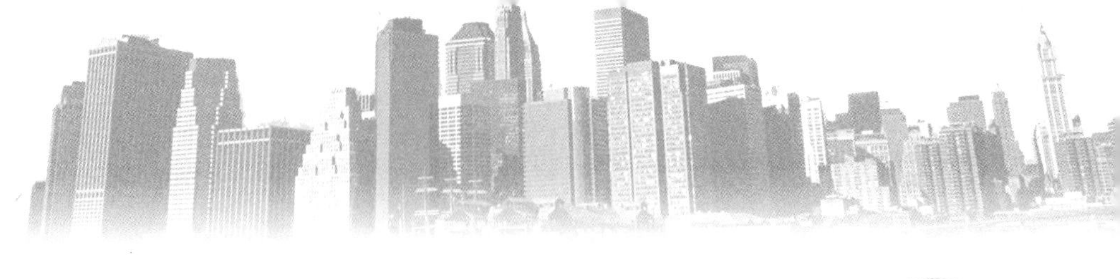

第七節 遠離「高品質」生活空間

提起高品質的生活，人們就會想到精裝的房子、車子，各種家用電器如空調、冰箱的應用，手機、電腦等經常使用的各種電子產品，飛機、旅遊等現代化時尚生活，以及酒吧、健身俱樂部等處所。這些高品質的物質享受，確實給人們帶來了方便，滿足人們的虛榮心。可是你知道這些東西背後存在的風險嗎？比如現代化居室，大多裝修精緻，家具高檔，封閉嚴密，殊不知，裝修中使用的材料、塗料中如果含有甲醛，容易造成室內苯污染，一些新的建築材料像天然石材、瓷磚中還有放射性元素氡，嚴重威脅著身體健康。如果裝修過於嚴密，紫外線不容易通過，不僅採光不好，特別是對一些身體狀況差的人，本身就很少出門，如在家裡就更接受不到陽光中的紫外線的照射，有可能會得病，或加重疾病的情況。所以說，生活越優越，越是不太注重這些在裝修、家居、生活各方面的小細節，就會對健康越不利。針對健康，遠離高品質生活空間，讓健康的生活永遠相伴我們的人生，要採用適當的辦法，而不是片面地享受某種物質，應該去學會享受健康快樂的生活。

1、居家健康

居家環境是我們每個人都離不開的，有一個良好、舒適、有益於健康的環境太重要了。

(1)住屋裝修是一種引領高品質生活方式的一種表現，當我們在居家裝修時，一定要採用具有環保的建材，牆面裝修塗料要符合環保指標。裝修一定要講究技巧和方法，如在裝修時，打開的窗戶留大一些，或是多一些，當打開窗戶時可以接受到自然陽光，完全受到自然光的直接照射。

(2)房屋裝飾不要過於複雜，在色彩上要符合居室的功能。紅色給人溫暖感，橙色誘發食慾，藍色有助於減輕患者手術後的疼痛，紫色安神、消除緊張情緒，綠色養眼……臥室裡最好採用較為柔和的色彩，不要影響睡眠品質。床頭不要懸掛過於誇張的畫、飾品；不要配置大功率的音響和影視系統，以免激烈的感官刺激影響睡眠。臥室可以擺放一些淡雅的綠色植物，如吊蘭、雲竹等，可改善空氣，美化環境。

(3)選擇家具時，不要只注重樣式，還要注意塗料材質的選用。有一個好辦法會減少有毒物質侵害，那就是選擇家具樣品。樣品在空氣中置放時間較長，甲醛、苯等有害物質釋放比較徹底；而且廠商還會進行除醛處理，危害較小。

(4)高品質生活的一種表現即是電子產品的應用，一天中最好不要連續長時間與電子產品相伴，如使用電腦時，四十分鐘或一小時左右至少要休息一會兒；看電視不要超過一個小時。

(5)最大限度控制室內污染源，裝修後先要清除室內毒氣才能入住。現在比較流行的消毒方法有臭氧消毒、活性炭淨化消毒等等，效果不錯。

(6)空調使用不當，容易引起腦血管疾病、面癱，冬天的暖風還是誘發風濕性關節炎的因素；因此盡量少使用空調，使用時也不要在出風口處，而且最好多去戶外活動。

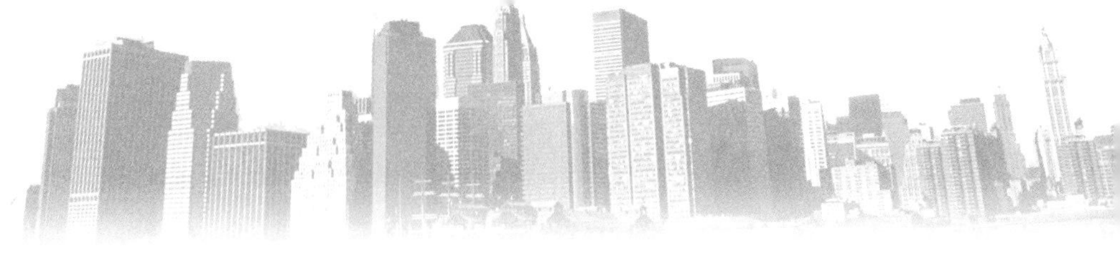

(7)居室內盡量不要懸掛油畫，因為油畫顏料中含有一定量的可溶銻、砷、鋇、鉛、汞等元素，人體長久過量吸取，會危害健康。

(8)不要以為使用抽油煙機，就不用開窗通風了。抽油煙機能抽走油煙，卻不能抽走燃燒產生的廢氣，它們也會影響人體健康。

2、外出、旅行中的健康

走出家門，現代生活也為我們提供了許多高品質的生活空間，比如辦公室、豪華車、高檔健身俱樂部、酒吧、飛機、飯店，如何在這些環境中獲得健康呢？

(1)成為健身俱樂部的會員是時尚的表現，週末和朋友相約一起去流流汗，既健身，還有社交的作用。可是這種一舉兩得的做法有風險存在，健身俱樂部大多裝修豪華，如果從辦公室直接走進這裡，讓身體一直處於有害氣體的侵害下，加上運動讓血液加速，吸收增強，無異於打開了身體「吸毒」的管道，對健康影響可想而知。

(2)人們的座車越來越豪華，其中隱藏的禍患也越來越嚴重。裝修豪華的車輛就像房間，也有大量有毒氣體、放射性元素，而且越新的車危害越大。

(3)酒吧、歌廳除了裝修污染外，空氣污濁，人員嘈雜，如果長時間在這種地方，會讓你血壓升高，容易引發感冒，實在不是好地方。

3、高血壓患者的生活空間

(1)高血壓患者生活空間要求比較清靜，盡量減少噪音，因為噪音會讓人煩悶、精神緊張，損害神經系統和心血管的功能，導致血壓升高。

(2)居室內最好溫濕度適宜，經常通風，保持空氣新鮮，使病人心情愉快，太乾燥時可以用加濕器加濕。

(3)室內光線柔和，不要太亮，也不要太暗，家具以簡潔實用為原則，避免擁擠、繁雜，給人壓抑感。牆壁、窗簾顏色以淡綠、淡藍等偏冷色調為主，可裝飾花卉，利於降壓。

(4)高血壓患者外出旅遊時，最好選擇氣候適宜、環境刺激不大的地方，在醫生指導下帶好降壓藥物，有條件的話準備可攜式血壓計，隨時觀察血壓變化。

(5)高血壓患者坐飛機前，應該先行測量血壓，降到理想或正常血壓（＜130／85毫米汞柱）時才可考慮乘坐。因為飛機起降時重力變化，艙內氣壓、氣流、體位變化，狹小的空間等對人體產生一定影響，容易發生心血管意外。

健康標籤

居室內要保持空氣新鮮，最好是要常開窗換氣，在早上、中午和晚上各通風一次，最好每次要開窗15至20分鐘以上，尤其是冬天，一定要每天開窗進行通風，最好不要少於10至30分鐘。

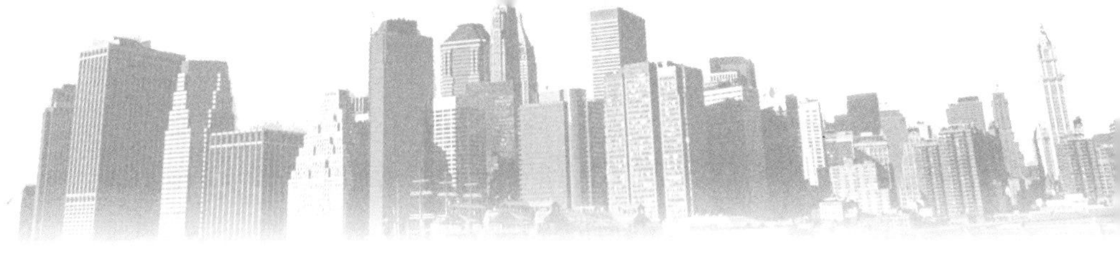

第八節 自然療法是個寶

回歸自然，是遠離現代化污染，是預防富貴病新興的自然療法。

自然療法是取法自然，對疾病進行治療，調理人的自然之情，以健康為中心挑起和激發身體的免疫防禦和抗病修復的潛在能力，促進調節內分泌功能。自然療法源於西方的替代醫學，是與人們的日常生活有著緊密的關係，它是以預防疾病、進行身體保健為目的，以增強體質、「治病需治本」為主要的治療原則，不只是簡單地抑制某種疾病的某些症狀。

這種與生活息息相關的自然療法，主要是強調一個整體觀念，重視人體與環境，人體與社會因素之間的相互關係，是對人的精神、情緒，以及身體健康狀況的一種綜合性的影響。

自然療法是宣導綠色的平衡生活方式，正是透過種種有效方法激發人體潛在能力的爆發，消除體內的有害物質，消減多餘的熱量與脂肪，充分運用大自然賦予的多種物質資源，如食物、水、睡眠、休息、陽光、空氣、運動項目，以及情緒因素，迅速加快和提高身心健康，防治富貴病。

1、日光浴

日光浴是人們熟悉的一種療法，顧名思義，指的是利用天然的太陽光，根據需要而照射身體的一部分或全部，達到防治疾病的目的。日光中的紫外線將皮膚中的7-脫氫固醇變成維生素D_3，後者是鈣吸收的保障。所以日光可改善鈣、磷代謝，減少缺鈣症狀。對於大多數富貴病患者來說，體內或多或少都存在缺鈣問題，諸如心臟病、肥胖症，都是缺鈣的高危險人群。

進行日光浴，需要準備有色眼鏡、草帽、床單等物品。可採取背光浴、面光浴、部分肢體浴，也可全身日光浴。全身日光浴時赤身裸體，並不斷地翻轉身體，以維持各部分都能充分地接受日光。日光浴循序漸進，從最初十分鐘，逐漸增加到半個小時，堅持十五天左右，會有著良好效果。

2、水療法

水療法自古以來就是世界上傳統醫學的一種治療方法，主要是用冷水、熱水和蒸氣的水霧等形式對身體進行預防和治療疾病，達到保健的目的。其方法很多，如現在的溫泉浴、按摩浴、足浴、熱敷、坐浴，以及日常的淋浴等，不僅可以清潔，保持個人衛生，還有著保健的作用。

以色列喜歡泡鹽浴，他們認為鹽浴有治療肥胖症的作用，因此，死海吸引著成千上萬的肥胖者前來，他們泡在其中，享受減肥樂趣。

3、森林浴

森林浴是目前流行的一種健身方式。具體做法比較靈活，可以到森林中或綠樹較多的花園裡，在那裡多停留一會兒，盡情呼吸清新的空氣，沐浴著陽光，進行適當的活動，散步、閉目靜坐、深呼吸、唱歌等，讓身心放鬆，感受大自然美好的氣息。

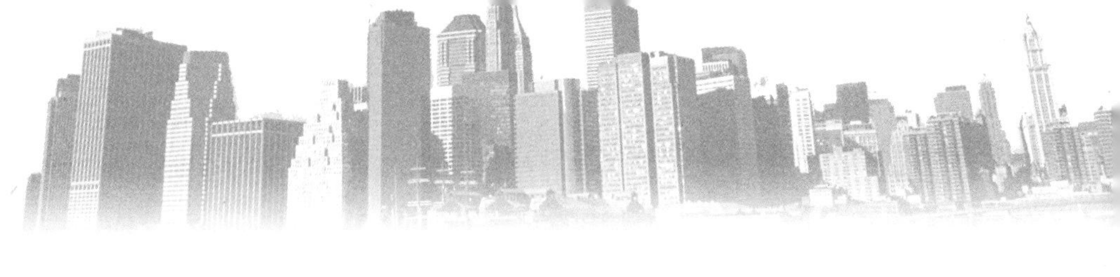

樹木有淨化空氣的能力，可以吸附空氣中的廢毒物質，還可以釋放殺菌能力的芳香性物質，殺滅空氣中的細菌。日本森林綜合研究所研究顯示，吸入杉樹、柏樹的香味，可降低血壓，穩定情緒。在樹林中漫步，還能抑制憂鬱荷爾蒙分泌，減輕憂鬱症。

另外，樹林裡負離子含量較高，它們是空氣中的「維生素」，可以改善身體神經系統功能，促進人體新陳代謝，提高免疫能力，對治療高血壓、心臟病等都有作用。當然，樹林也提供消除疲勞、恢復體力、平衡現代快節奏生活的功能，因此，有些國家專門開設了森林醫院，收治大都市中的富貴病患者。他們經過一個月左右療養，很明顯地消除身心疲勞，減輕了症狀。

進行森林浴時，每次兩個小時為宜；夏季最好選在上午涼爽時，冬季選在太陽當空時。在森林中，深呼吸運動會利於吸入新鮮空氣和樹木的芳香物質，排出體內的濁氣，收效更大。

4、音樂療法

音樂療法是運用適宜的音量，透過音樂的音頻、力度、音色和音程等形成的音樂成分在人的生理和心理上產生一定的影響。音樂療法可以消滅人的心理壓力，緩解心理緊張和焦慮情緒，可以增強人體的免疫系統反應。能有效地進行降低血壓，以及緩解心跳速率。在日本，對於一些疾病的末期治療上，或外科治療上使用共振音響裝置，可以有效地緩解患者的疼痛情況。

5、敲打式療法

做為以上的幾種自然療法早已被人們所接受，然而，這種敲打式療法，操作十分簡單，當患者局部疼痛，我們可以運用對局部突然施加外力，刺激人體皮膚、肌肉、關節神經、血管和淋巴等處，局部的血液會由於在突然的作用下產生了一定的壓力，使其暢通，改善新陳代謝，減緩疼痛。

此法在家庭中應用更為方便，如再結合穴位的敲打，其效果會更好。每個人都可以應用，無需特殊要求，只要達到一定的力度，在患者所能承受的適應範圍內，就不會有意外。

所以，此法安全實用，不受時間、地點限制，可由患者本人或是家人協助，促進自然抗病能力，發揮保健作用且無任何不良反應。但此法並不是適合所有人，如一些疾病人群，高血壓、高血脂、血管彈性低、精神病、皮下出血等一定要禁忌。

6、其他療法

生活中還有許許多多的自然療法，如：草藥療法、薰香療法、水果療法、園藝療法、花精療法和芳香療法等等。其實，芳香療法即是從大自然中去萃取其各種芳香植物的有效成分，提煉不同氣味和顏色，如玫瑰花等，使這些自然的植物分子成分透過其揮發與滲透的作用，被人體吸入，發揮調節人的情志與情緒，增強生理和心理上的抵抗能力。

自然療法適合不同的人群，在大自然的沐浴下，平衡陰陽，達到協助治療、促進身體康復及防治疾病的作用，沒有任何副作用，會有著意想不到的效果。

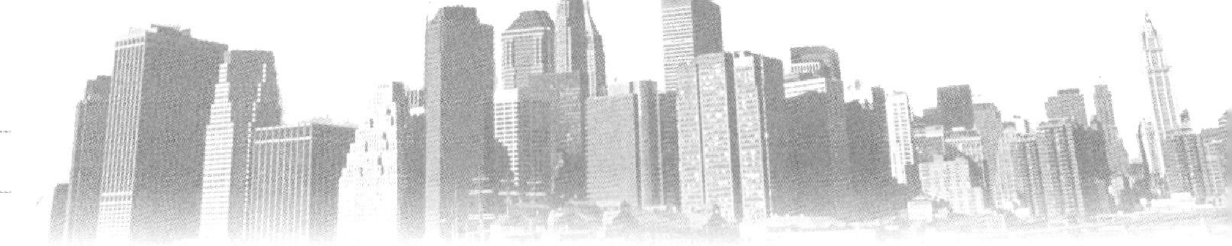

健康標籤

敲打的手法：五指併攏，用掌心用力伸直敲打局部，排除雜念，精力集中。用力敲打百會穴、大椎穴可以治療頸椎病；敲打大椎穴及後部的肩胛骨可以治療肩周炎；敲打百會穴的前部可以治療感冒及鼻炎；敲打中府穴可治療咽喉炎及氣管炎等呼吸道疾病。

Chapter 7

中醫、中藥乃養生保健之寶

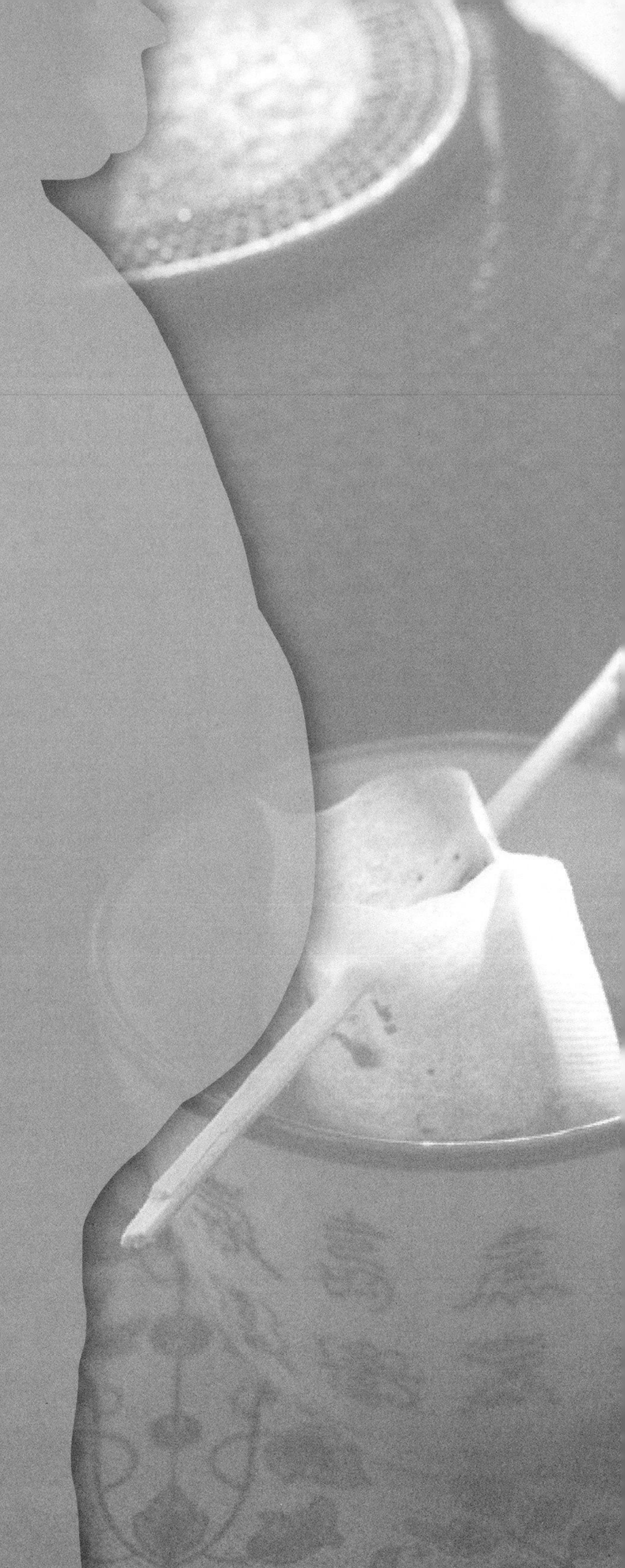

第一節 中醫論人體

「養生」一詞最早見於《莊子．內篇》，「養」為修養、護養、調養、保養、補養，而「生」則為生命、生長。養生保健做為中醫養生學中獨特健康理念發揮著巨大的作用，中醫養生是講究天地合一，順應大自然的規律，講究的是四時陰陽平衡，是春、夏、秋、冬，生、長、收、藏，養生即是提高生活品質，延長生命。

另外，自然界的晝夜冷暖的變化，都會對人體產生一定的影響，使身體發生相對的變化，人體各部是以五臟為中心，透過中醫經絡將它們聯繫起來，構成表裡相聯，上下相通，相互協調，共濟統一的整體。對預防富貴病來說，中醫的養生理論無疑是一件法寶級的良策。

有一次，魏文王問神醫扁鵲：「聽說你們家兄弟三人，都精於醫術，到底哪一位最好呢？」扁鵲回答道：「長兄最好，中兄次之，我最差。」

魏文王覺得很奇怪，不禁再問：「那麼為什麼你最出名呢？」

扁鵲回答：「長兄治病，是治病於病情發作之前。由於一般人不知道他事先能剷除病因，所以他的名氣無法傳出去；中兄治病，是治病於病情初起時。一般人以為他只能治輕微的小病，所以他的名氣只及本鄉里。而我是治病於病情嚴重之時。一般人都看到我在經脈上穿針管放血、在皮膚上敷藥等大手術，所以以為我的醫術高明，名氣因此響遍全國。」

扁鵲深諳中醫療養之功，認為防病於未然最關鍵，這也是中醫養生的精髓所在。

1、形神合一是關鍵

在中醫看來，人是形神一體的，形為形體，即人體的臟腑、經絡、精、氣、血、津液，以及五官九竅，肢體、筋脈、皮、骨、肉等。而神是一種生命活動和外在表現，是各種生理表象和病理症象，是思想、意識，包括精神的心理活動。

形與神，不僅是形的養護，也是思想意識的心理調養，只有形與神的統一，才能達到精神飽滿，人就會身體健康，反之，人就會得病，形與神是相輔相成，不可或缺，它是身體與心理的調養，是中醫養生學的根本所在。

(1)神主宰形，「神明則形安」，調神是關鍵，精神愉快，人就不會生病，也會延緩衰老。沒有了神，人就會無精打采，產生悲觀的情緒，哀愁頓生，容易生病，如林黛玉就是因長久憂鬱成疾而紅顏薄命。

(2)形與神的調養生息必須順應大自然的規律，遵循生、長、收、藏的法則，平衡陰陽轉化，使身體與自然、陰陽、臟腑的形成相互協調。形是生命存在的物質基礎，有了形，才會賦予生命，必須是形神共養，協調統一，即陰陽平衡，才會健康長壽。

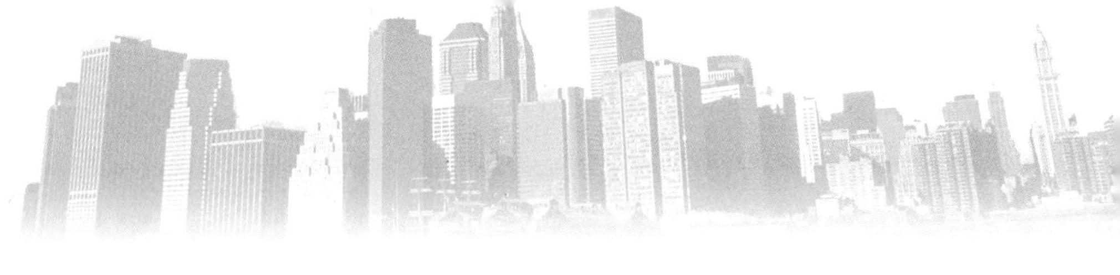

2、中醫調養陰陽平衡

中醫認為，陰儲存能源，陽產生血氣能量，陽虛則是生產的血氣能源不足，陰虛是透支了儲存的能源。

當體內血氣不足，生產的能源就會減少，這時，人體就會出現問題。當人體營養過剩或無法補充足夠的血氣能源，就會出現發胖或是其他表徵，產生一些疾病症狀。對西醫來說，這是疾病的表現，從中醫來講，是某個臟器的能量不足。

西醫是對症治療，而中醫則是注重內在調理，這種調理即是中醫的養生，是調理體內的平衡，是透過人體的內在調節保持著人體的正常生理狀態，也就是說，人體中任何一個部位，都需要陰陽協調平衡，精神狀態才會飽滿。

協調平衡是中醫重要的養生之道，而中醫的養生學又是一個辨證的關係，是陰與陽的對立統一，它們是相互依存，相互依賴的，體內的各種衝突，吸收與排泄、同化與異化、酶的生成與滅絕等，都在對立統一的生命運動中保持著相對協調的平衡，並貫穿於人的整個生命運動的過程，才能維持正常的生理功能，維持人體生命的存在和健康。

3、中醫辨證論治

(1)所謂「辨證」，就是將四診（望、聞、問、切）所收集的資料、症狀和體症，透過分析綜合、辯清疾病的原因、性質、部位以及邪正之間的關係，進而概括、判斷為某種性質症候的過程。

(2)所謂「論治」又叫施治，則是根據辨證分析的結果來確定相對的治療原則和治療方法。辨證是決定治療的前提和依據。論治則是治療疾病的手段和方法。所以辨證論治的過程，實質上是中醫學認識疾病和治療疾病的過程。

健康標籤

「過勞死」十大危險：1.早現「將軍肚」；2.脫髮、早禿；3.頻尿；4.記憶力減退；5.性能力下降；6.心算能力減弱；7.精力不集中；8.睡眠品質差；9.常感頭痛、耳鳴、目眩；10.情緒難以控制，經常憂鬱、煩躁和易怒。有兩項者，為警告，不必擔心，但須改變不良生活習慣；有三至五項者，為預報期，說明已有過度疲勞徵兆；有六項以上者，為危險期，必須高度重視。

第二節 勤洗腳，多泡澡

洗腳是生活中平常之事，但可以對人們的身體發揮一定的保健作用，其中的道理在於：人體的腳掌上密布著許許多多的血管和神經，也有人稱腳掌為人的第二心臟，腳上無數的神經末梢與人的大腦是緊密相連，腳上的心、肝、脾、肺、腎、眼、耳、頭、鼻、三叉神經、坐骨神經、內分泌等六十三個反射區域，與身體相對應的部位緊緊地相互聯繫在一起，也就是說每一個反射區都對應人體的各部位，而人體各部位又在腳上都能反應出來。因此，從中醫上講，腳是運行氣血，聯絡五臟六腑，從上至下，貫穿並溝通著人體內外的經絡的起始點，透過洗腳，進行按摩雙腳或是全身穴位的按摩，不僅可以緩解人體疲勞，還可以促進新陳代謝和血液循環，增加人體對外界環境變化的適應力，發揮自我保健和預防疾病的作用。

從醫學方面來說，洗腳對很多的疾病有著輔助的醫療促進作用。如小兒腹瀉，可以選擇白果樹葉熬水來洗腳，可以止瀉；再如下肢跌打損傷，可以選用活血化瘀的中藥來熬水洗腳，可以有助消腫止痛。

與洗腳一樣，促進人體血液循環的另一個簡易方法是泡澡。泡澡可以刺激身體上的穴位，尤其是在泡澡時，也會對腳部的穴位產生一定的作用，但在冬天則不宜天天泡澡，這樣會使體內陽氣外泄，最好是二至三天洗一次為宜。

1、正確的洗腳方法

(1)適宜的水溫

洗腳時水溫一般為40℃至50℃左右為宜，雙腳在水中泡五至十分鐘，之後用手按摩腳部，動作輕重適當，緩慢、持續，開始稍慢，可逐漸加速。

(2)無論你何時洗腳，但重要的一點還是要泡，通常最好是泡二十分鐘左右，泡腳均應泡到腳踝以上，因為腳的穴位是分井滎輸經合，腳踝要支撐身體，所有的經脈均通過。

(3)洗腳要講究方法，正確方法是用手擦腳，不僅洗得乾淨，還能搓揉推拿，刺激腳部神經，進而改善血液循環，舒通經絡，促進新陳代謝之功效。

(4)有言道：「千里之行，始於足下。」洗腳也要掌握健康要素，同時也應盡量不用鹼性強的肥皂洗，以防去脂過多，皮膚乾裂。洗完腳要用毛巾將腳擦乾，再塗一些無刺激的油脂或護膚霜等。但若能長期堅持用熱水洗腳，可防過早衰老。

(5)不同季節的洗腳問題

洗腳也分春、夏、秋、冬，不同的季節好處還不盡相同。春天洗腳增加生機，夏天洗腳驅暑熱，秋天洗腳潤肺潤腸，促進局部的血液循環，冬天洗腳可以預防凍瘡。如果腳受凍而出現了紅腫、痛癢等症狀，可以採用花椒熬水來洗腳，既可加快局部血液循環，又可降低局部的

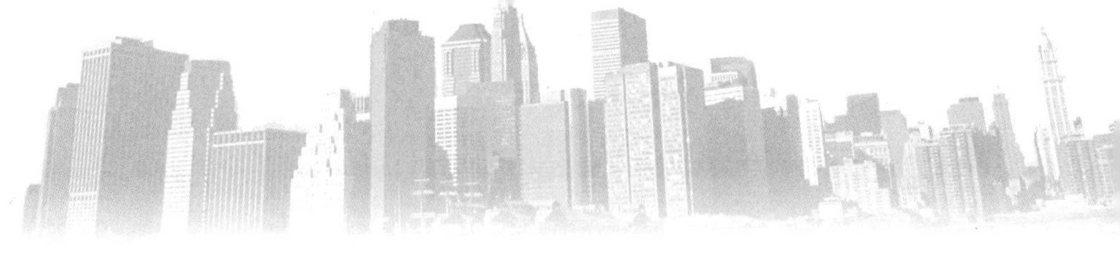

乳酸聚集，可以消除疲勞，預防肢體或關節的痠痛痲木之感，百病皆消。

2、熱冷水洗腳法

早在幾千年前，中國的傳統醫學就很重視對雙足的鍛鍊與保養，在醫學典籍中就曾有記載：「人之有腳，猶似樹之有根，樹枯根先竭，人老腳先衰。」現在足療的保健功效早已被科學所證實，可見洗腳受到了一定的重視。

有位六十歲高血壓患者，患高血壓已有三十多年歷史，長期服用藥物效果不佳。後來他聽從一位中醫介紹，採用中藥泡腳法調理血壓，結果堅持半年後，他的血壓症狀第一次有了明顯改善，腳下也有了力量。

生活中，有人提出很多治療高血壓的洗腳方法，比如將80克左右芥末粉放入溫水中泡腳，早晚一次，三天即有效果；還有人認為用小蘇打水洗腳，也有降壓作用。實際上，只要堅持熱水洗腳，即使不用添加中藥，也可以刺激所有的穴位，舒經活絡、頤養臟腑、益智補腦，發揮保健的作用。

現代醫學認為，腳與人體的各部位是密不可分的，特別是呼吸道，當腳受涼，上呼吸道黏膜的毛細血管就會收縮，黏膜抵抗力因而下降，鼻咽部潛伏的病毒和細菌會趁虛侵入，導致上呼吸道感染、氣管炎和肺炎等疾病。

古話說：「熱水洗腳，勝吃補藥。」冬天每晚睡前用熱水洗腳，可促進腳部血管擴張，加快血液流動，防止發生凍瘡，並且可以減輕足部靜脈曲張和失眠的症狀。若泡腳更能發揮保健作用，對於感冒發燒引起的頭痛，用熱水泡腳十五分鐘有助於退燒，同時不斷用手按摩湧泉穴、按壓大腳趾後偏外側足背的太沖穴，有助於降低血壓。總之，堅持熱水泡腳足療針對的範圍廣大，感冒、頭痛、失眠、風濕病、脾胃病等全身性疾病，中風、糖尿病、腎病、腰椎間盤突出症、截癱、腦外傷等大病後的康復治療等都有一定的效果。因此，熱水洗腳有益健康。

我們一直強調熱水洗腳的好處，是不是不能用冷水洗腳呢？冷水使腳部血管劇烈收縮，未受冷水刺激的部位也會有不同程度的變化，對全身影響很大，當腳受冷水刺激，血管反射性收縮，血流就會減少，鼻黏膜的溫度會下降；片刻後，腳部血管開始擴張，鼻黏膜溫度也回升，幾分鐘便呈現劇烈的升高，伴有流鼻涕和打噴嚏，而且未受冷部位的皮膚、內臟和肌肉溫度也有一定的升高。因此，必須先用溫水洗腳，逐步降低水溫，降到16～18℃後，適應一段時間，再降至4℃左右，不斷按摩，堅持一至兩分鐘，就不會出現這些症狀。但應注意的是，夏天洗腳不要經常用冷水洗腳，因腳部是血管分支的末梢部位，易發生末梢血循環障礙，腳底又缺少皮脂腺，對寒冷十分敏感。

健康標籤

人體血壓當收縮壓（高壓）≧140毫米汞柱（mmHg）和（或）舒張壓（低壓）≧90毫米汞柱（mmHg），可以診斷為高血壓。當收縮壓在140～149毫米汞柱（mmHg）和（或）舒張壓在90～99毫米汞柱（mmHg）時，就是臨界高血壓。

第三節 找對穴位勤按摩

「按摩」是由《黃帝內經》中的「按蹺」發展而來，隨著歷史的發展和演變，慢慢也稱為「推拿」。我們知道，人體的內臟與體表是透過經絡相互聯繫的。所謂經絡，就是穴位能量所流動的通路，如果人體的內臟有了毛病，就會反應在這個內臟的經絡上，透過穴位進行相對的按壓，刺激體內對應的部位，能量流動就會順暢，進而達到治病的效果。如耳朵和手掌上有對應胃部的穴位，按摩可以養胃；頭、臉部匯集經絡，常按摩可激發內臟的活力，又可增強臟腑的功能，還可以發揮養生保健、預防疾病的作用。

1、按摩講究手法

按摩是透過手、指的技巧，在人體的皮膚、肌肉組織和穴位上做相對物理動作，進而刺激血液循環，調節神經系統作用，達到疏通經絡、扶正祛邪的目的。按摩講究手法，基本動作要求為：柔和、持久、有力、均勻，進而達到滲透的目的。

「柔和」即手法的輕柔緩和，不用蠻力；「持久」是在一個穴位上要作用一段時間；「有力」則是要有一定的力度。用力時應根據患者的體質、病情適當地施以力量，並非力量越大越好；「均勻」就是無論力量還是速度都要均勻，不可時輕時重，時快時慢。「滲透」是手法產生的效果要滲透到深層。手法的好與壞是關鍵，正確熟練掌握手法，才能真正發揮防病、治病、保健的作用。

2、各種常見按摩手法

按摩的操作簡單易行，比較容易掌握，而且沒有毒副作用，不需要特殊設備。常見的按摩有兩種，一種就是自我按摩，也就是自己給自己按摩的一種自我保健的方法；另外一種就是被動按摩，就是別人給予的按摩，亦即是醫療按摩，由專業醫生採用不同的手法進行的一種療法。

常用的按摩手法有很多種：如按、摩、推、拿、揉、搓、掐、點、叩、壓、震、擦等方法，這些手法既可單獨使用，也可以相互配合使用，可根據患者的要求或習慣進行不同的選擇。

「按」法是用手指或手掌等在皮膚或穴位上的按壓，但按法與壓法是有區別的，按法面積大，著力輕，而壓法是面積稍小，著力重。也可分為連續按壓和快速按壓，同時也可採用不同的種類，如指按壓、手掌按壓、掌根按壓和肘按壓等。操作方法：一般是垂直向下，在一個部位力由輕到重，不要移動，多適用於頭臉部、頸部、腰背部，以及四肢等，其主要功能是通經絡，活血止痛、放鬆肌肉等。

「摩」法是用手指或手掌等在皮膚或穴位上進行柔和的摩擦，受力處和施法處可相互移動，可做環形有節奏的進行。操作方法：手或掌要緊貼摩擦的部位，向下時的力要比環形摩擦時小，一般為50至60次／分，多適用於頭臉部、頸部、四肢和軀幹等，其主要功能是疏通經絡、和中理氣、消積導滯、活血祛瘀等。

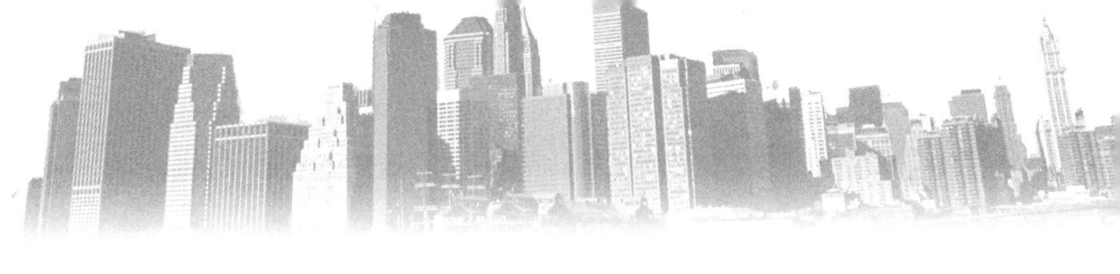

「推」法是用手指或手掌在皮膚或穴位上向前、向上或向外做直線或環線的推擠，也可有肘推法和足推法。操作方法：緊貼部位用力，推進的力度和速度均勻，不可硬用壓力，一般多用於頸部、軀幹、四肢和胸腹部，但需注意的是胸腹部應動作輕柔，其主要功能是疏通經絡、消腫活血、解痙鎮痛等。

「拿」法是用一手或兩手相對握住皮膚、肌肉，向上捏起，後放下。其操作方法：用手用力捏起某一部位，指面用力，做內收，持續揉捏，多適用於頸部、雙肩、四肢及腰腹部等，其主要功能是活血化瘀、舒筋活絡、提神散寒等。

「揉」法是用手指或手掌緊貼皮膚或穴位進行環形移動。操作方法：手或掌緊貼皮膚不可移動位置，動作柔和有節奏，一般70至180次／分，多適用於頭臉部、頸部、四肢及軀幹等，其主要功能是通筋活絡、增強代謝、興奮肌群、調理氣血等。

「搓」法是用單手或雙手搓揉某一部位。操作方法：用手挾住按摩部位，相對用力，方向相反，來回快速搓動，同時做上下往返移動，一般120至200次／分，多用於腰骶部、四肢和脇肋等，其主要功能是疏經通絡、放鬆、調和氣血和舒肝理氣等。

「掐」法是用手指使勁壓穴位。操作方法：持續或間斷的在某一部位逐漸用力垂直向下按壓，主要功能有開竅醒腦、提神解痙及消腫的作用。多用於急救，手法可稍重。

「點」法是用單指使勁點按穴位。操作方法：將力集中於指端，向下按，不要過猛，由輕至重，逐漸加大，適用於全身和腧穴，主要功能是通經活絡、調和陰陽、解痙祛寒等。

「叩」法是用掌或拳叩擊體表某部位。操作方法：手指自然分開，腕關節略背伸，用小指側有節律地叩擊或雙手半握，交替用小魚際部有節律地叩擊，用力柔和均勻，持續叩擊，一般適用於腰背部、四肢部等，主要功能是通經活絡、解除疲勞。

「震」法是用手對某一部位連續快速的顫動，使之產生震動感。操作方法：緊貼部位，將力量集中於手掌或指端，上下左右連續震動，速度要快，幅度要小，適用於胸腹部，主要功能是調理氣血、活血化瘀等。

「擦」法是用手指或掌緊貼皮膚，來回直線滑動。操作方法：來回擦動距離要長，動作均勻連貫，但不宜久擦，以局部皮膚充血潮紅為宜，防止擦破皮膚，一般100至400次／分，多用於頭臉部、頸部、四肢及軀幹等，主要功能是溫通經絡、調理脾胃、行氣活血等。

如此眾多的按摩手法，讓人們在生活中受益匪淺，特別是預防富貴病，能夠發揮卓有成效的作用。

3、按摩預防多種富貴病

(1)按摩降血壓

透過按摩一些重要穴位或身體部位，可調節神經、血管、運動中樞等的功能，進而刺激血液循環，改善微循環阻力，發揮降低血壓的目的。這些穴位有百會穴、足三里、太陽穴、湧泉穴等。

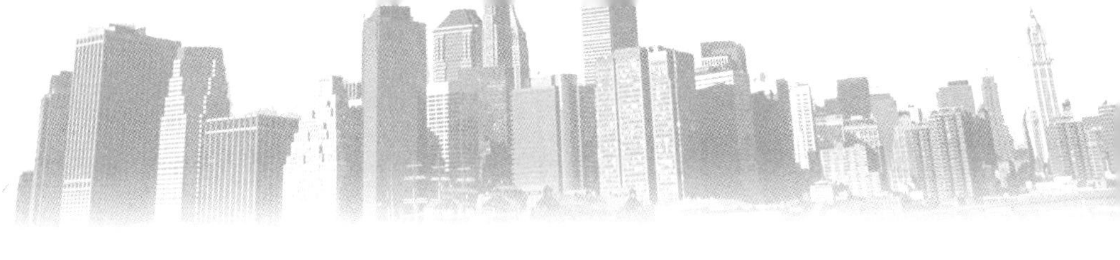

●百會穴位於頭頂正中央，可以手掌緊貼百會穴順時針旋轉，20次後，改另一手掌逆時針旋轉，也是20次，可以發揮清腦寧神、降壓的作用。

●足三里在膝蓋外下側約三寸處，屈膝端坐，分別用左右手中指端按揉足三里穴，旋轉按摩30次，可有引血下行、降壓的作用，還能調理腸胃，健脾養胃。

●用雙手食指、中指的指腹同時按摩兩側太陽穴，順時針按摩20圈，逆時針按摩20圈，可清腦明目、降壓止痛。

●湧泉穴位於腳心，每晚洗腳後，用左手心按摩右足心，用右手心按摩左足心，反覆各100次，也會降壓健身。

●雙手五指自然分開，從前額往耳後梳理按摩，來回32次，可有平肝息風、清腦降壓、疏通經絡的作用。

●用左手掌擦抹右頸部鎖骨，用右手掌擦抹左頸部，來回反覆32次，能降壓，刺激血液循環。

(2)按摩減肥

按摩可以減肥，主要有兩個原理：一是透過按摩抑制食慾，減少熱量的攝取，達到減輕體重的目的；二是透過按摩可以直接刺激脂肪燃燒，消耗熱量，減輕局部肥胖症狀。

具有抑制食慾功能的穴位有兩個區域，分別在手背中央，直徑為3公分左右的「胸腹區」部位；還有一個在手掌食指下方，直達大拇指指根這一片「胃、脾、大腸」區。如果在吃飯前用力捏壓這兩個區域，自然會減弱腸胃蠕動，抑制食慾，進而達到減肥目的。

透過按摩刺激脂肪燃燒，消耗熱量的方法很多。比如腿部減肥，可以用雙手掌同時放於雙側足背上，一起用力從踝關節到足尖來回搓動，搓10下；然後左、右手掌心分別搓動右足心、左足心，各10下；用左手拿撚右足跟，從上而下20次，用右手拿撚左足跟也是20次；左手握拳，叩擊右足跟，右手握拳，叩擊左足跟，各10次。這種多種手法並用的按摩方法，會刺激足部血液循環，減肥健身。

還有腹部減肥，是現代人常遇到的難題。你可以試著雙手摟腰，用力向一側方向推揉，順時針推揉20次，反方向推揉20次；然後抓捏腰部皮膚，使之上提，這樣會加速代謝，促進脂肪分解。

(3)按摩降血糖

按摩一定穴位還可以發揮降血糖的奇效。比如按摩肚臍、梁門、中脘。用雙手掌重疊按壓肚臍，可稍用力，順時針按揉30圈，熱感明顯即可；還可以雙手掌交叉放在肚臍上，以每分鐘150次以上的頻率顫抖腹部，共五分鐘。這兩種按摩都會發揮降低血糖的作用。

另外，雙手輕握，叩擊雙臀，然後拿捏兩大腿的肌肉，從後向前，到內側，感到痠脹為止，也具有降血糖效果。

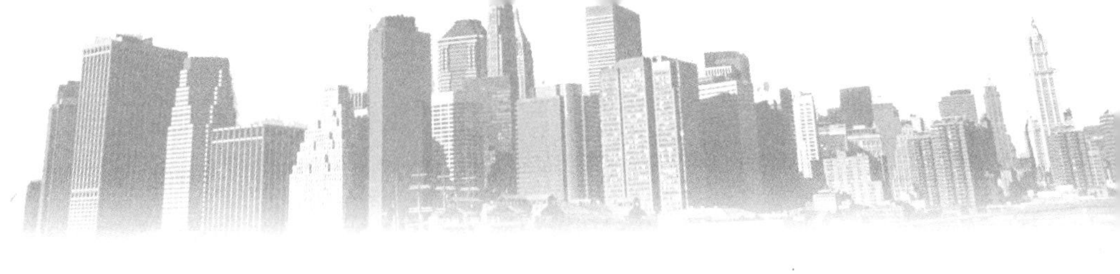

(4)按摩治療心臟病

心臟病是腎氣不足、水不濟火的表現，所以加強腎臟功能，有利於心臟病康復。在人的十根手指上，分別反映出了各個臟器的資訊。大拇指代表脾臟、食指代表肝臟、中指代表心臟、無名指代表肺臟、小指代表腎臟。如果掰動十根手指，就等於按摩五臟六腑。

掰動手指法，首先按照次序，從大拇指，依次食指、中指、無名指，最後小指；然後掰動一指時，其他手指盡量伸直。掰動手指的次數、時間不限，可以自由操作，只要不過度勞累即可。

除了掰動手指外，內關穴、勞宮穴、湧泉穴也是關係心臟疾病的重要穴位。內關穴位於掌側腕橫紋中點上2寸，勞宮穴的位置在：自然握拳時，中指尖下；湧泉穴在腳心，足趾屈曲時凹陷處。每天按摩這三個穴位，每次按摩20～30次，會有助於心臟病預防。

(5)按摩可預防痛風

痛風發作時，體內許多穴位都是不通的，經絡不暢，導致「不通則痛」。為了治癒痛風，減輕疼痛，透過穴位按摩刺激經絡舒暢，無疑是很好的辦法。對於痛風按摩，常用到的穴位是昆侖穴、膻中、內關穴、心包經等。

昆侖穴在外踝後方，外踝尖與跟腱之間的凹陷處；膻中位於兩乳頭連線的中點，按摩這兩處穴位時，會感到特別疼痛，如果堅持按摩，可以減少堆積的尿酸，慢慢排除疼痛。當然，按摩這兩處穴位之外，還要按摩內關穴、心包經、脾經、太沖穴等，並且經常用熱水泡腳，幾次後踝關節就不痛了。

需要注意的是，光按摩上述穴位經脈還不夠，因為痛風是肝熱的表現，想要徹底消除肝熱，就要做到早睡，並且經常按摩敲打膽經。

我們看到，按摩有益於各種富貴病防治，為了提高生活品質，多學點按摩確有好處。不過按摩也有一定注意事項，並非人人時時皆宜。如一些疾病人群就不能進行按摩，流感、肺炎、急性化膿性扁桃腺炎、嚴重心臟病、肝病、腎病、肺病，以及惡性腫瘤、消瘦體弱、皮膚病等，都不可進行按摩。適合按摩的人群每次按摩時間不宜過長，十五～三十分鐘為宜，每天一次即可。

健康標籤

按摩時需要做到以下幾點：採取舒適的姿勢，不要過於暴露，以防止受涼；室內最好保持合適溫濕度，注意空氣流通；而且按摩手法應該根據病人肥胖和體質而定，體質好的人手法可以稍重，體質弱的人手法相對減輕。按摩以空腹時為好，不要在飯前、飯後立即進行。

第四節 針灸、火罐要常備

針灸、火罐是傳統中醫療法。針灸是針法和灸法的合稱。針法是毫針刺入人體穴位，運用撚轉提插等手法；灸法則在穴位上用燃燒的艾絨薰，以熱刺激，進而達到治療疾病的目的。火罐療法，又稱「拔罐療法」，主要是透過對人體的物理刺激和負壓，造成人為的毛細血管破裂淤血，它是一種充血療法，利用局部熱力將罐內的空氣排出，利用負壓，使火罐緊緊地吸附在局部皮膚，出現充血現象，調節人體幹細胞修復及壞死血細胞吸收，促進血液循環，進而有效地調節氣血，提高免疫力，發揮治療作用。

1、針灸與富貴病

針灸「從外治內」，透過經絡、腧穴，無需吃藥，只是在局部針灸引起局部的反應，調和體內的陰陽平衡，讓經絡通暢，保持氣血運行正常，緩解疼痛、麻木、腫脹等症狀。對於糖尿病、血壓高、肥胖、心臟病都有療效。由於針灸安全可靠，具有良好的興奮機能，能增強人體的抗病能力，千百年來一直是中醫的治療手法之一。

針灸可以治療糖尿病，這一療法早在古代就有記載。如《針灸甲乙經》中說：「消渴身熱、面目黃，意舍主之；消渴嗜飲，承漿主之；消渴，腕骨主之……」針灸為什麼可以治療糖尿病呢？

因為針刺可刺激胰島素分泌，使胰島素靶細胞受體功能增強，增強胰島功能，有利於血糖降低。同時，針刺可以降低甲狀腺素含量，進一步改善糖代謝機能。而且，針刺還會改變病人體內血液黏稠度，改善微循環，防止血栓形成。這樣的話，在治療糖尿病時，還有著降低血脂、血壓的作用。就是說，透過針刺療法，可以調整中樞神經系統，影響各種激素分泌，不但可以糾正糖代謝紊亂，還對預防多種富貴病有效。

針刺治療糖尿病，可以選擇的穴位很多，比如以脾俞、膈俞、胰俞、足三里、三陰交為主，配合肺俞、胃俞、肝俞、中脘、關元、神門、然谷、陰陵泉等。用緩慢撚轉的手法中度刺激穴位，每天或者隔日一次，每次留針十五分鐘左右，這樣堅持十天為一療程，兩個療程中間可間隔三～五天。

灸法治療糖尿病也要選擇穴位，比如承漿、勞宮、太沖、意舍、關沖、然谷就是常用的穴位。

與上述針灸相似，操作起來更為簡單的針灸是耳針法，也就是選擇耳朵上的穴位進行針刺，達到治療糖尿病的目的。常用到的穴位有胰、膽、內分泌、腎肝、腎、三焦、耳迷根等，每次選取3～5個穴位，以針輕輕刺激，留針十分鐘左右，隔日一次，十次為一療程。

不管哪種針刺療法，都要注意皮膚感染、飢餓、孕婦、暈針者不可強行施針。而且針具要消毒乾淨，不可刺破血管、神經，以免發生意外。

2、火罐與富貴病

火罐一般無穴位要求，透過經絡，廣泛施治，運用中醫的寒、熱、虛、實的辨證，逐寒祛濕，疏通經絡，達到氣血順暢、陰陽平衡的調和作用。一般常用於治療頸背腰痛、頭痛、眩暈、咳嗽、扭傷等一些慢性疾病。

(1)火罐是治療急性痛風的好辦法。急性痛風患者會特別疼痛，這時選取阿是穴，用玻璃火罐以閃火法在局部拔罐十～十五分鐘，每次拔出淤血5ml左右，隔日一次，連續五次，會基本消除臨床症狀，尿酸、血沉明顯下降。

(2)火罐可以治療高血壓。火罐療法能調節神經系統，增強新陳代謝，調節微循環，進行血液與組織間物質的交換，如選擇肝俞、膽俞、脾俞、腎俞、委中、承山、足三里，可發揮降低血壓的作用。

(3)火罐可治療心律不整。選擇心俞、腎俞、膈俞、脾俞拔罐，可預防心律不整。

火罐在不同的穴位上主治的疾病也有所不同，也可多個火罐同時進行施治。但亂施穴道，有時會適得其反。

(1)火罐施治的部位

採用適當體位，宜在肌肉豐滿處，操作時要快，吸力才強，但應注意不可灼傷皮膚。如患有皮膚病、過敏、潰瘍或大血管分布處等不可施治。當患有其他疾病，及孕婦的腹部、腰骶部不可火罐施治。

(2)施治時間

一般火罐施治十五至二十分鐘即可，切不可強行取罐，應一手將罐傾斜，一手按壓施治周圍的皮膚，空氣經縫入罐，自然取下火罐。

(3)走罐法

走罐是針對點、面、片進行的一種施治方法，在皮膚上捂好罐子，用手握住罐子，微微向上提起，在施治及周圍皮膚上進行移動。這樣可針對數個治療穴位。走罐時在罐口可塗一些潤滑劑，比如說甘油等，以防損傷皮膚。走罐有利汗腺、皮脂腺分泌，可促進微循環。

拔罐方法很多，除了常見的火罐外，還有藥罐、水罐、刺絡拔罐、針罐結合法等。藥罐透過發揮藥效，加強治病作用。比如皮膚病，藥罐法的局部治療作用就更為明顯。針罐結合法是針灸和火罐同時使用的方法，因選用的針法不同，可產生多種效應。總之，人體皮膚穴位與經絡互為表裡，針灸和火罐療法正是透過由外及內施以診治，達到陰陽平衡、治療疾病的目的。透過這兩種方法進行自我調整，可以增強人體抵抗力，對治療富貴病有很好的效果。

健康標籤

拔罐的禁忌：在生活中，有些人群一定要禁止拔火罐，如心臟病、血液病、精神病、皮膚病或皮膚損傷；禁用或慎用火罐療法，如孕婦、經期、過餓、過飽、酒醉，還有肺結核及各種傳染病、骨折等；而過於瘦弱者、外傷、肌肉撕裂等則不宜火罐，否則，將會引起不良反應。

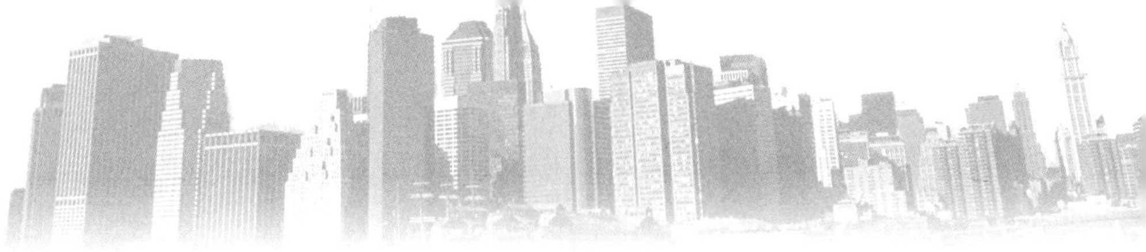

第五節 偏方治大病

偏方，也叫土方，是流傳於民間的治療疾病的一些藥方。許多偏方不僅簡單易行，且預防和治療疾病有一定的效果，因此一直受到人們關注和歡迎。

偏方一般分兩類：食物類和中草藥類。「萬物皆可入藥」，這是偏方的理論基礎，一些動物的內臟、禽蛋類，以及一些特殊水果、蔬菜等，都是人們比較熱衷的一些偏方的成分，它們對人體具有滋補性、藥效性。比如豬腦加入蜂蜜，蒸吃可治療神經衰弱；冬蟲夏草老鴨湯，治療陽痿效果神奇。

1、偏方是預防富貴病的好辦法

各式各樣的富貴病，都有一些民間流傳的偏方可與之抗衡。比如司空見慣的芹菜，就具有降壓的效果。

有位先生，近兩年時感頭暈、乏力，剛開始沒當回事，還是一如既往地忙著工作，後來頻頻出現不適，就到醫院就診，經檢查得知血壓為140／96毫米汞柱，被診斷為輕度高血壓。醫生建議他觀察血壓變化，並改變一些不良生活習慣。這位先生接受醫生建議，每天早睡早起，飲食規律，適當增加一些運動。同時，他聽人說芹菜可降壓，就在飲食中增加芹菜，幾乎每天必吃。這樣堅持下來，半年後他的血壓下降到了115／75毫米汞柱，恢復正常，還改善了便秘習慣。

日常飲食中，想要發揮芹菜降壓的效果，可以採用的烹飪方法很多，比如涼拌芹菜葉、清炒芹菜。芹菜為什麼可以降血壓呢？一是芹菜中含有鈣，鈣有鎮定神經、肌肉的作用，可以降低血壓；二是芹菜中含有醋酸和丁酸，可以清熱平肝，利尿解毒，防止肝火上升引起的高血壓。

除了芹菜外，山楂、黃芪、澤瀉，都常常出現在預防富貴病的偏方中。黃芪補中益氣，利水，可以用於治療心臟病。一般用30克黃芪，先冷水泡一個小時，然而每天煎服，一天三次，增強體內細胞免疫和體液免疫，保護心肌細胞，有效擴張冠狀動脈，使心肌收縮力增強，不僅可以抗心律失整，還可治療早勃，其具有很好的治療效果。

澤瀉對於高血脂、脂肪肝有調理作用。比如將10克澤瀉浸泡三十分鐘，去核後與虎杖入鍋煎煮兩次，每次三十分鐘，過濾後濾液中兌入蜂蜜，拌勻代茶飲；還有將澤瀉、山楂、紅花加熱水煎服，都有很好的效果。

儘管偏方為人們所熱捧，可輔助治療疾病，但是偏方也不是萬能的，而且服用偏方要正確適時地應用，才會有效。反之，就沒有作用，還會引起一些負作用。就拿糖尿病患者來說，在服用降血糖藥物優降糖時，是絕對不可以服用人參、甘草，因為人參、甘草與優降糖能產生拮抗作用，進而減低藥療。因此，偏方雖治大病，但也不可以隨便濫用，要瞭解藥物性能，最好在醫生的指導下，避免不良反應。

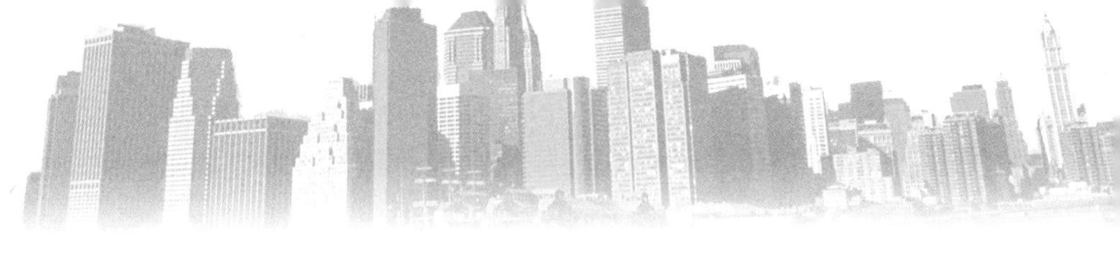

2、偏方因時選擇

人與自然規律是相互影響的，自然界中多變的氣候，對人體的健康有一定的影響。為適應四季的變化與冷暖的溫差，人體必須不斷地進行自我調節，以適應生存環境。

當人體因某種原因而引起疾病時，對大自然的氣候適應能力會降低，進而降低免疫力。所以應該根據季節變化選擇藥物，比如夏季梅雨季節，應選擇芳香化濕的藿香類等為宜，以避暑散熱；冬季寒冷侵身，應該選擇溫補類為宜，以驅寒保暖。四季氣候冷暖驟變無常，一天之中也會如此，因此早晚用藥、陰雨天與晴天用藥也有區別。

總之，無論天氣如何變化，都應根據病人的自身狀況及主要表徵，權衡時節對疾病的影響，以人體能適應自然環境的變化，提高人體的適應能力，增強抗病能力。所以，要因時合理選擇用藥。

3、偏方因地選擇

用藥應適應南北地域之差，一般南方多地域較溫暖潮濕，中醫上講，皮膚呈腠理開疏，此時如患感冒，一般多屬風熱感冒，故解表用藥大多選用辛涼之劑，多用菊花、薄荷類；而北方氣候則較寒冷且乾燥，皮膚呈腠理閉實，此時感冒則多屬風寒性，故發汗用藥選擇辛溫之劑，多用麻黃、羌活類。所以，無論患有什麼病，在用藥時都應該考慮地域的變化，再進行選擇某種偏方。但同時有些地區多喜辛辣，應選擇溫法較適宜，考慮人體對藥性辛溫大熱有很強的耐受，劑量一般較大。所以，要因地合理選擇用藥才是關鍵。

4、偏方因人選擇

不同的人體質也不同，同一致病因素，對於不同的人的症狀表現及病情變化也是不同的。而人的體質也大多是由於不良的生活方式而造成體虛、體弱，即是腠理疏，臟腑脆弱，而體強者，則是腠理密，臟腑堅固。所以，體弱者選擇偏方，大多適於調整自身陰陽，以扶正為主，如選攻，也是多補而少攻，反之，體強者大多是採用攻多而少補。如不根據體質情況，直接用偏方治療疾病，雖然病會有所好轉，但人體也被偏方中的成分所累。所以，因人選擇偏方的應用，應考慮本身的體質與病症的具體情況。

可見，偏方一直在人們的生活中有著重要的作用，但偏方也有它一定的用法與原則，必須有針對性，而且還必須要有一定的選擇性，一種偏方並不是都適合所有人群，應因時、因地、因人進行不同選擇。

健康標籤

芹菜葉比莖的維生素C和胡蘿蔔素含量多，因葉苦，可用沸水燙煮，以除苦味，再依個人口味加調味料，拌食，清香可口，極富營養。同時，研究顯示，芹菜每千克含維生素P（蘆丁）1至3毫克。經常食之，刺激腸壁，可以加速蠕動，能促使食物殘渣和有害物質迅速排出體外，與它含纖維素較高有關，因此它還有清腸健胃、利尿、淨化血液等作用。

第六節 從早到晚防病賊

富貴病是生活中的一件大事，幾乎從早到晚都有與之相關的事情需要注意。那就要我們從早到晚都要留心，如何杜絕富貴病侵身。從中醫上來講，晨時如春，日間如夏，暮時如秋，晚間如冬，如果患了富貴病，最好也要按照四時順序加以調養。

1、從早到晚預防糖尿病

首先，早晨起來是一天的開始，陽氣上升，但有些不足，這時應該適當取暖，避免受寒。起床時不可過猛，可以慢慢清醒，做一會兒保健操，以防病祛病。

用雙手輕柔耳廓，刺激多個穴位，可使經絡疏通，有利於預防糖尿病，還能防止併發症發生。還可以轉動眼睛，順時針、逆時針輪流轉動，會鍛鍊眼部肌肉，提神養氣。如果你有興趣，在被窩裡還可以用腳後跟來回蹬兩足心，刺激足心的湧泉穴，活絡化瘀，減輕血脂過稠，降低血糖，安心健脾。

其次，白天是一天工作的主要時間，陽氣最旺盛充足之時，人處於高度興奮狀態，全心地進入緊張的工作狀態中。在白天，糖尿病患者除了正常工作、合理的飲食、常規用藥之外，需要多喝水。喝水可以加速毒物排泄，增加血容量，有利於改善血液循環，降低血液黏度，並能防止泌尿系統感染，還可以減少併發症如酮酸中毒、高滲性昏迷等。

喝水宜以白開水為主，可適量飲用淡茶水，但不能飲用含糖飲料，如可樂、汽水等。一般來說，每天喝水在2000ml以上，如果運動，前後都要注意補充水分。如果出汗過多，沒有即時補水，很容易發生非酮症高滲性昏迷。

另外，糖尿病患者需要注意情緒平穩，不要讓過大的心理壓力壓垮自己，特別是午時過後，陽氣逐漸衰弱，最好能小睡一會兒，給身體充充電，補充一定的陽氣。

到了黃昏時分，氣溫也有所下降，忙了一天的工作，最好做個總結，調整精神，讓自己放鬆一下。此時是養腎的時機，可以做些運動，不過量不宜太大，也不能太劇烈，最好在附近散散步，活動活動肢體。

夜晚，糖尿病患者應該注意早休息，維持良好的睡眠，良好的睡眠可增加人體免疫力，睡眠時會產生一種胞壁酸的睡眠因子，能促使白血球增多，巨噬細胞活躍，增強肝臟解毒功能，進而消滅侵入的細菌和病毒。

2、從早到晚預防高血壓

早晨起來，如果能夠揉揉鼻頭，輕輕叩擊牙齒，還會增加靈敏度，刺激唾液分泌，利於腸胃蠕動，加速排便。

用手指從前額往後梳理頭髮，加速頭部血液回流，增加腦部供血，可防止腦血管疾病，並可美

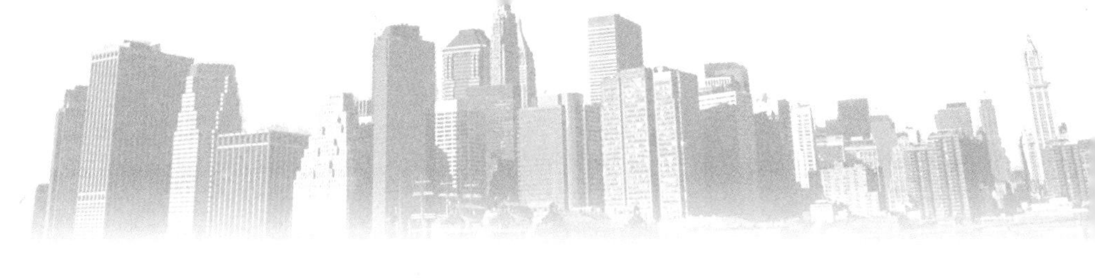

髮。要是能夠用雙手掌交替輕輕按摩肚臍及其附近，可以刺激關元、氣海、丹田、中脘等穴位，利於降低高血壓和高血脂，還能提氣補神。

注意氣溫變化和保暖。當氣溫下降，血管隨著收縮，特別是冬天，氣溫變化較大，血管收縮會形成血栓而造成阻塞，進而發生危險。

注意觀察血壓和血糖的變化，血壓過高，心跳就會加快，就會對動脈血管內壁損害，易引起心血管疾病。而血糖濃度過高，是指餐前血糖達130～160mg／dl，也會對動脈內膜有一定的損害，可增加有害脂肪。

高血壓患者切忌生氣，應該盡量保持平和的心態，學會調整自己的情緒。如果遇到刺激事件發生，感到情緒不穩，最好即時測量血壓，隨時做出保護措施。特別到了晚上，不要進行刺激性強的活動，也不要喝濃茶、熬夜，最好早些休息，讓自己保持平靜的心情。

3、從早到晚預防冠心病

● 冠心病患者起床宜緩不宜急，可以慢慢坐起來，活動伸展四肢，會促進血液流動，對於預防心血管疾病有好處。然後緩緩下床，從容穿衣，不可動作太急。

● 冠心病患者晨起喝杯白開水，可以稀釋血液，加速排泄毒素。經過一夜代謝，血液黏稠度增高，是腦血栓和心梗的好發時段，一杯白開水會化解危機。

● 然後，冠心病患者洗漱時最好用溫水，特別是冬天，冷水洗漱會刺激血管收縮，使血壓驟升，激發心梗發生。

● 早晨鍛鍊會改善血液循環，利於病情康復，不過運動不要劇烈，最好選擇柔和的健身操、散步、太極拳等，時間不要太長。運動時需要測量心律，不要超過120～130次／分鐘，如果出現心慌、胸悶或者頭暈，必須立即停止鍛鍊。

● 還有項運動是值得冠心病患者一試，那就是收腹提肛。反覆收腹提肛，增強肛門括約肌收縮力，會刺激血液回流，改善局部病變。另外能夠改善通便情況，避免宿便，加速毒素排泄。正常情況下，人體每天排便一次，如果不能即時排便，大便堆積腸道，就稱為宿便。宿便是腸道內一切毒素的根源，引起各種富貴病的重大殺手，「一日不排便，勝抽三包菸」。宿便中的大量毒素被人體吸收後，會透過血液循環到達各個部位，不但直接引起腸道病變，還會誘發肥胖、心血管疾病、易衰老、癌變。因此人們在早晨應該排便，這就是中醫說的「吐故納新」。

當便秘時，因用力增加腹壓，摒氣使勁排便的結果容易造成心血管疾病，誘發心絞痛、心梗、腦出血、猝死，十分危險。因此冠心病患者如廁，不能太用力，最好採取坐姿，而不是蹲姿。而且便後不要驟然起立，應該手扶膝蓋，緩緩而起。

● 冠心病患者外出時，最好不要擠公共汽車，以免血壓升高，心律加快，可以步行，或者騎自行車，盡量放鬆自己，留出足夠的時間，不要太急促。

● 白天是冠心病患者工作的時間，中午過後最好休息三十～六十分鐘，有助於血壓穩定，保護

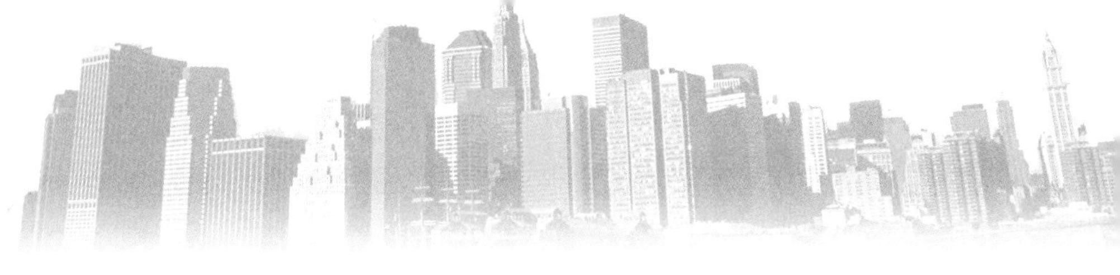

心臟。

●晚餐後，可以適當活動，不過最好有人陪伴，可以讓身心得到放鬆。

●洗腳或者洗澡時，水溫不宜過高，時間不能太長，以免意外發生。特別是病情比較嚴重的病人，應該有家人陪伴，洗完後按摩雙腳和下肢，以改善血液循環，利於血壓穩定。

●夜晚，應該早點休息，保持空氣流通，每天保持七～八小時的睡眠時間。

●對於性生活，如果病情不嚴重，體質又較好的病人，可以正常進行，不過動作盡量輕柔，不要過於粗暴，時間也不要太長，以免過度興奮發生不測。如果病情較重，血壓高於180／120毫米汞柱，並且伴隨近期心絞痛發作，或者處於心梗恢復期、心力衰竭沒有得到控制，都應該暫停過性生活。

從早到晚，一天二十四小時從各個細節去保健養生，是預防富貴病的良好屏障。特別是一些高危險人群，年齡在六十歲以上，患有高血脂、高血壓、糖尿病，或者直系親屬中有人患過心絞痛、腦中風等，他們目前的症狀可能不太明顯，甚至沒有什麼症狀，但是一定要從早到晚留意，不可太勞累，睡眠要充足，心情要舒暢。

從細節上保護自我，控制血壓在140／90毫米汞柱以下，控制血糖、血脂在理想範圍內，就是最好的防病方法。一旦感到疲勞、乏力，或者出現輕微疼痛等前兆時，立即到醫院檢查，並且平時自備速效救心丸等藥物，以防不測。

健康標籤

預防心血管疾病：一要飲食清淡，少辛辣等刺激性，少吃油膩、脂肪含量高的食物，不可暴飲暴食，不要過飽，不吸菸，適量飲酒。二要有運動習慣，冬、秋季要注意保暖，不可空腹。三要保持大便暢通，否則易引起腦出血和心肌梗塞。四要情緒平穩，不可大悲大喜，生活有規律，不可熬夜，過於疲勞，應勞逸結合。

第七節 一年四季重養生

養生之道，要順應天時，不可違背宇宙和自然界的生存規律，這就是四季養生。

1、四季養生的規律

四季養生保健的要領是一種和諧、注意形與神的調整，不僅是從心理，還是從外在都要達到形神兼養，動靜結合。生活中，很多疾病都是上一季未保養好造成的，如夏天的病是春天造成的。再比如過完年總是覺得疲乏，動不動就感冒，三天兩頭的咳嗽，很久了還不好，這是春季養生不善的結果嗎？不是，因去年冬天生活沒有節制，沒有約束好自己，才造成初春屢屢生病。從中可以看出，四季的因果關係，促成了疾病發作。四季是陰陽輪迴的過程，是周而復始的平衡運動，隨著季節變化，出現相對的氣候改變。人們必須「順時養生」，適應自然、改造自然和利用自然，春天養生，夏天養長，秋天養收，冬天養藏，做到因地養生、因人養生和精神養生，才能「盡終其天年，度百歲乃去」。

2、春天養生

春天養生重在肝氣與五臟氣與春氣的協調。春以升發疏暢為特點，養生就是要保持體內陽氣不衰，維持平衡。春天的氣候能促使血液循環加快，這與肝臟的生理機能有一定的關係，如肝臟功能失調，就會出現病症，所以，春天宜養肝。春季養肝功可以治療肝虛火旺，行氣活血。具體做法為：向東站立，兩腳自然分開，雙膝微屈，收腹挺腰，兩手放在大腿外側，兩眼平視前方，全身放鬆；然後腹式呼吸，呼氣時提肛，重心後移，吸氣時腹部隆起，呼吸過程自然，用鼻子吸氣，用口呼氣。呼吸完畢，立定放鬆，雙手上提，左右手覆在頭頂上，頭慢慢右轉，轉動時慢慢吸氣；轉到右邊後，頭仰定，兩目怒睜，用力呼氣，並發出「噓」音。「噓」畢，頭慢慢左轉，動作與上同。如此左右反覆三次後，雙手放下，自然下垂於大腿外側。最後進行調息，上下齒輕叩三十六次，叩擊過程中產生津液，用力猛嚥。養肝功適宜早晚練習，春季天天堅持，會舒緩邪氣，利肝健身。

春季養生應該注意一些問題，在緊張的工作生活中要做到開闊視野，靜心養神，保持情緒穩定。養肝健脾，放鬆自我，忌憂鬱情緒，合理安排日常生活，養成良好的生活方式。運動不宜驟然進行，以防損傷韌帶和肌肉；不宜霧天運動，因霧珠中的大量塵埃、病原微生物等，在運動時，因呼吸加快，體內將吸入許多有害物質；不宜用嘴呼吸，因鼻子裡有許多毛，能過濾空氣，使氣管和肺部免受塵埃、病菌的侵襲；要重視保暖，以防著涼；不宜空腹運動，因晨起血糖偏低，血液黏稠，由於氣溫低、血管收縮，可因突發低血糖和心臟疾病猝死。

3、夏天養長

夏天為萬物生長之季，陽氣越來越旺，此時應利用陽氣進行養心。苦可入心清心火，所以，夏天

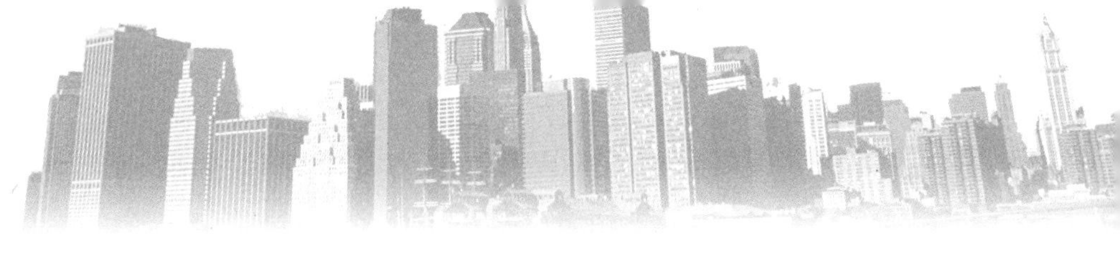

應多食苦味、清暑利濕的食物，如綠豆湯、苦瓜等。

夏季以「熱」、「燥」為主，消耗大，因此以涼剋熱，以清驅燥，以養生防病。由於炎熱，人的消化功能相對較弱，飲食宜清淡，多食雜糧以寒性食物為主，冷食瓜果適當，以免損傷脾胃。由於出汗多，體內鹽分流失也多，適當補充水分，同時需要補充一定量的鈉、鉀、鋅等礦物質。

夏季宜思想清靜，心靜自然涼，防心火內生；少怒、少慾、少色、少言、少食、少臥為養生心法。宜居室清涼，夏天早晚氣溫偏低，應多通風換氣，中午時分由於外面氣溫高，應關閉門窗，保持室內陰涼的環境，人會感到心靜神安；宜清雅的娛樂，如可漫步田園鄉間，消除暑熱，而不可遠途跋涉。

4、秋天養收

天氣從炎熱到寒冷，秋天是個過渡的季節，秋季早晚溫差大，人體也進入了一個收藏的季節，經過夏季的消耗，需要補充，而溫度下降，氣候變乾燥，因此，秋季養生應注意以清肺生津、養陰潤燥、補血益氣。

俗話說「春捂秋凍」，以適應天氣的變化，增強抵抗力，但不可過於「秋凍」，否則就會生病。秋天濕度下降，很易感冒，因天氣乾燥，燥傷肺，影響氣的渲發功能，導致乾咳少痰等。尤其老年人更應注意，因老年人抵抗力較弱，禦寒能力也弱，由於寒冷的刺激，引起支氣管和血管痙攣收縮，易導致慢性支氣管炎、支氣管哮喘，有些冠心病患者易引起心絞痛、心肌梗塞，而高血壓患者易誘發中風。

所以，秋季養生應養肺。應多補水，避免劇烈運動，以免大汗淋漓，消耗損傷津液，清淡易消化飲食，多吃蔬菜水果，以養陰潤燥，如水梨、蘋果、桃子、西瓜、蘿蔔等，少吃牛羊肉、辛辣煎炸熱性食物。食補以滋陰潤燥為主，如烏骨雞、豬肺、龜肉、燕窩、銀耳、薏仁、花生等。適時調整臟腑功能，增強抵抗力，健身須注意防止受涼感冒，防止運動過度損傷，因秋天人體陰精陽氣正處於收斂內養階段，故防出汗過多，耗損陽氣。秋季應早睡，可收斂神氣，調節呼吸，穩定情緒，吐故納新。

5、冬天養藏

俗話說：「冬不藏精，春必病瘟。」冬主藏，萬物閉藏，動物冬眠了，樹葉落了，人也該休息藏精，藏好精就不會生病，嚴寒冬季，氣溫低，影響身體激素調節，營養素代謝分解加快，熱量消耗明顯增加，此時需要相對的營養素進行合理調節，攝取熱食，可增食慾，消除寒冷感；冬季飲食要遵循「虛者補之，寒者溫之」，為保持一定熱量，應多吃富含糖、脂肪、蛋白質和維生素的食物；寒冷會尿量增加，隨之排出的鈉、鉀、鈣等無機鹽也多，因此應多吃含鉀、鈉、鈣等無機鹽的食物，多吃蔬菜，補充肉類、魚類、蛋類等，還可多吃雞、甲魚、羊肉、荔枝、胡桃肉、木耳等食品，以補充消耗的熱量，還可益氣養血補虛。

冬天要心情平靜，內收神氣，為避免消除不良情緒，可多參加娛樂活動。冬季運動前要做準備，

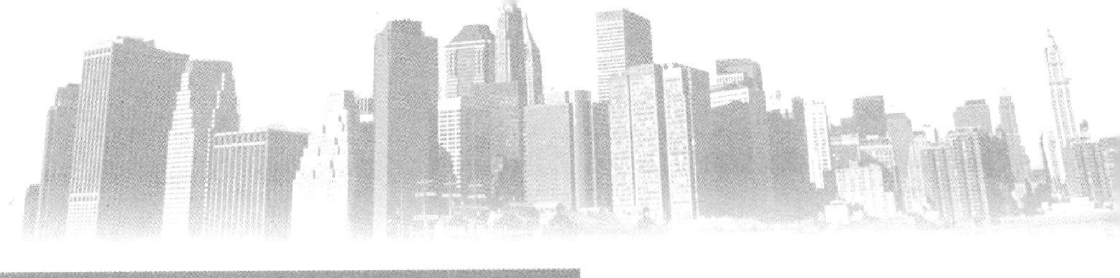

適度加大運動量，嚴寒不宜外出運動。中老年人易引起感冒，有慢性病的老年人，有可能引起嚴重的併發症，所以老年人對感冒不可掉以輕心。

一年四季周而復始的輪迴，四季的變化，有著不同的養生之道，如果不順應這個自然規律進行養生，不適時調整身體內的各種活動的陰陽平衡，就會導致各種疾病。我們知道，一天當中也有四季，不同的時段，也有不同的養生規則，要重視天天養生，才能有一個健康的身體。

健康標籤

糖尿病患者夏季養生：注意飲食衛生，由於抵抗力較差，不可過多進食冷食；因為太多冷食會引發急性腸胃炎，造成脫水、電解質紊亂，血糖驟升，引起併發症，甚至昏迷死亡。由於天氣炎熱，病人食慾下降，影響用餐時間和量，對控制血糖很不利。因此應該保持規律進餐，不可馬虎大意。少吃冷飲、瓜果，一定要吃時也要在餐後兩小時，同時要扣除正餐中的食量。比如吃500g帶皮西瓜，應該減掉25g主食。

夏天更應該多喝水，白開水、礦泉水、淡茶水都是很好的選擇。另外，還要堅持適當運動，不過不要去戶外太熱或者太潮濕的地方，可以在室內進行一些有益的運動。夏天更要隨時監測血糖變化，堅持服用降血糖藥物和胰島素治療。

夏天蚊蟲較多，如果被蚊蟲叮咬，切忌抓破皮膚，以防感染，可以在傷口塗抹酒精和花露水。而且要保護好腳，不要穿露出趾頭的涼鞋，以免受傷。

第八節 生活富貴了，身體健康了

富貴的生活是我們一直在追求的目標，然而，各種富貴生活造成的疾病成為影響我們健康的重要因素，所以我們在追求富貴生活的同時，更要有一個健康的身體。

健康的回報是最高的，健康可讓家庭享有十倍的幸福，也有可能會使事業有百倍的成功。健康對每個人都是公平的，有了健康就有了一切，忽視健康就會失去一切。

1、健康身體的標誌

什麼是健康的身體？健康不僅僅是指身體沒有疾病或不虛弱，而是還包括身體的、精神的健康和社會幸福的完美狀態。即是生理健康，身體好，沒有疾病；還有心理健康，要始終保持良好的心理狀態，維持心理平衡；同時還要有較強的社會適應能力，即為個人和社會相協調性。

心理健康和生理健康才是真正的健康，前者是後者的精神支柱，後者又是前者的物質基礎。只有良好的情緒狀態，才能讓一個人的生理功能處於最佳狀態，否則就會降低或者損害身體的某種功能，進而引起各式各樣的疾病。同樣，生理健康如果出現問題，諸如生理缺陷，各種疾病，會讓人陷入煩惱、焦慮、痛苦之中，於是引起心理障礙。可見心理和生理是相互依存的，只有從兩者入手加以重視預防，讓保健養生成為我們的朋友，才可能降低富貴病發病率，讓那些危險因素遠離我

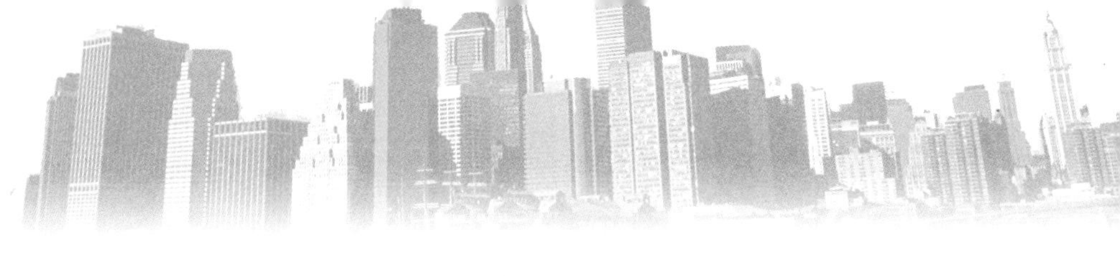

們。

2、身體健康不能透支

只要人們開始關心健身，人的身體就會健康起來，生活自然就會越來越好，生活品質自然也會提高，好的生活，就是從健康的身體開始的，養成良好的、健康的生活方式與衛生習慣，身體就會泰然安康，自然有享不盡的榮華富貴。

人們都說健康是無法用金錢進行衡量的身體投資，在人的生命中，有一個健康的體魄，比任何財富都重要。現代社會裡，人們每天都在為工作、生活奔忙著，稍不注意，身體就會因長時間得不到休息，體力和精力就會不堪重負，使健康透支。

但健康是不能透支的，為了健康，我們要做到：轉變思考觀念，樹立預防重於治療的新觀念；充裕的睡眠，每天至少六至八小時；適量的運動；均衡的營養；定期進行身體檢查。定期身體檢查是身體健康的基本，不僅可以即時防治疾病，也是健康投資的最佳方式，即花小錢省大錢，透過進行身體檢查，讓人們瞭解自己的身體狀況，有病治病，無病防病，使身體始終處在一個健康狀態。

3、不要讓富貴病遺傳給後代

生命是生物體所表現的自身繁殖、生長發育、新陳代謝、遺傳變異以及對刺激產生反應等的複合現象。家族遺傳因素做為一項危險因素存在，會提高富貴病發生機會，影響後代健康。因此為了保持後代健康，也要從現在開始投入積極預防富貴病的行列中，如果你不幸已是位富貴病朋友，也不要灰心，畢竟良好的生活方式會降低富貴病遺傳性，建議你重視生活方式，改變不良習慣，制訂各種預防運動方案，強調健身。

健康是人類生命的泉源，讓我們一起珍愛生命，關愛健康！

健康標籤

每天早晨喝一杯白開水有益健康，可清除消化道黏膜皺襞間殘留的食糜，清潔腸胃道，促進腸道蠕動，軟化糞便，促進排泄，可防治習慣性便秘，使腸胃道黏膜減少食糜和糞便中的有害及致癌物的刺激，預防和降低消化道癌症。

國家圖書館出版品預行編目資料

胡醫師教你遠離富貴病／胡建夫著.
——第一版—— 臺北市：知青頻道出版；
紅螞蟻圖書發行，2011.9
面　　公分——（Health Experts；4）
ISBN 978-986-6030-01-7（平裝）

1.健康法 2.中西醫整合

411.1　　　　100016350

Health Experts 04

胡醫師教你遠離富貴病

作　　者／胡建夫
美術構成／Chris' office
校　　對／鍾佳穎、朱慧蒨、楊安妮
發 行 人／賴秀珍
榮譽總監／張錦基
總 編 輯／何南輝
出　　版／知青頻道出版有限公司
發　　行／紅螞蟻圖書有限公司
地　　址／台北市內湖區舊宗路二段121巷28號4F
網　　站／www.e-redant.com
郵撥帳號／1604621-1　紅螞蟻圖書有限公司
電　　話／(02)2795-3656（代表號）
傳　　真／(02)2795-4100
登 記 證／局版北市業字第796號
港澳總經銷／和平圖書有限公司
地　　址／香港柴灣嘉業街12號百樂門大廈17F
電　　話／(852)2804-6687
法律顧問／許晏賓律師
印 刷 廠／鴻運彩色印刷有限公司
出版日期／2011年 9 月　第一版第一刷

定價 250 元　港幣 83 元

ISBN 978-986-6030-01-7　　Printed in Taiwan